Romana Lorenz-Zapf Holger Zapf

YOGA nach der SCHWANGERSCHAFT

Die besten Asanas für die Rückbildung und einen starken Beckenboden

IRISIANA

INHALT

Vorwort von Bryan Kest

Es ist wundervoll, dass es endlich ein Yogabuch für Frauen nach der Schwangerschaft gibt. Da ich selber Kinder habe und die Reise durch Schwangerschaft und Geburt vier Mal erleben durfte, weiß ich, wie wichtig postnatale Übungen sind. Ich halte sie für ebenso wichtig, wenn nicht sogar für wichtiger für die frischgebackene Mutter und die Menschen um sie herum wie die Übungen während der Schwangerschaft.

So wie die schwangere Frau Änderungen in ihrer Yogapraxis aufgrund des sich verändernden Körpers und ihrer damit einhergehenden neuen Bedürfnisse vornehmen muss, so muss auch die junge Mutter Änderungen vornehmen. Sie muss ihre Praxis den veränderten Hüften anpassen und einem sehr weichen Beckenboden. Einem Körper, der plötzlich nicht mehr schwanger ist, der sich auch in der Rückbildung verändert, verbunden mit geschwollenen und häufig empfindlichen Brüsten. Einem Körper, der nun das wachsende Gewicht des Kindes auf den Armen trägt und nicht mehr in seinem Bauch. Und sie muss akzeptieren, dass ihr Körper nie wieder so sein wird wie zuvor.

Die körperlichen Auswirkungen nach einer Schwangerschaft sind jedoch nichts im Vergleich zu den psychischen Auswirkungen wie Stimmungsschwankungen, Ängsten oder sogar Depressionen. Alle können in dieser Zeit von der stabilisierenden und beruhigenden Wirkung des Yoga profitieren, besonders auch das Kind.

Ich kenne Romana und Holger nun schon seit über 15 Jahren. Sie haben beide eine Schwangerschaft und die Zeit danach als Eltern erlebt. Mit ihrer eigenen über Jahrzehnte andauernden Yogapraxis, ihrer Erfahrung als Yogaschüler und -lehrer, gepaart mit ihrer Leidenschaft für dieses Thema, sind sie die richtigen Menschen, die zur richtigen Zeit dieses Buch schreiben. In meinen Yogastunden habe ich im Lauf der Zeit Dutzende von Frauen durch ihre Schwangerschaft begleiten dürfen und habe den Nutzen gesehen, den Yoga ihnen und ihren Familien gebracht hat. Speziell für diese Frauen eine Yogapraxis zu entwickeln, die sie auch in der Zeit nach der Geburt unterstützt, ist ein wichtiger Schritt. Ich freue mich, dass Romana und Holger diejenigen sind, die sich dieser Aufgabe annehmen, und bin sicher, dass sie dafür mehr als bereit sind.

Warum brauche ich dieses Buch?

Die Frage »Warum brauche ich postnatales Yoga, ich habe doch bereits einen Rückbildungskurs bei meiner Hebamme gemacht?« wird uns häufig gestellt. Unsere Antwort darauf ist immer die gleiche: Weil Sie in den Rückbildungskursen vermutlich 50 Prozent der Zeit mit Stillen oder mit dem Beruhigen Ihres Kindes verbracht haben. Auf diese Erklärung ernten wir in der Regel zustimmendes Nicken.

Haben Sie Rückenschmerzen, sind Sie dauernd müde und erschöpft oder haben Sie andere Wehwehchen? Haben Sie bereits vor einiger Zeit entbunden und merken erst jetzt, dass Ihr Körper wenig Kraft hat? Fühlen Sie sich gestresst? Wenn Sie diese Fragen mit »Ja« beantworten, dann ist es für Sie an der Zeit, etwas für Ihren Beckenboden und Ihre Entspannung zu tun, ganz unabhängig davon, ob Sie schon einen Rückbildungskurs besucht haben oder nicht. Denn auch das ist nicht selbstverständlich. Während viele Mütter nach der Geburt ihres ersten Kindes noch gewissenhaft zur Rückbildung gehen, lassen sie nach dem zweiten, dritten oder vielleicht sogar vierten Kind den Kurs oftmals ausfallen, weil ihnen dafür schlichtweg die Zeit fehlt. Und selbst wenn ein Kurs belegt wurde, führen aus unserer (besser gesagt: aus meiner*) Erfahrung heraus die wenigsten Frauen die von der Hebamme empfohlenen Übungen auch zu Hause durch.

Die Auswirkungen bekommt man in allen möglichen und unmöglichen Situationen zu spüren. Da denken Sie an nichts Böses, wenn Ihr vierjähriges Kind Sie zum Trampolinspringen überredet, bis Sie beim Springen merken, dass Ihnen ein paar Tröpfchen in die Hose gehen. Oder Sie müssen stark niesen und stellen fest, dass die Muskulatur im Becken nicht mehr so arbeitet wie gewohnt. Auch kann es sein, dass Sie gerne mehr mit Ihrem Kind unternehmen würden, Ihnen dazu aber die Energie fehlt und Sie sich auch ansonsten nicht richtig fit fühlen. Anfangs schieben Sie das vielleicht noch auf den Schlafmangel, aber wenn das gewohnte Energielevel nach mehreren Monaten noch nicht wiederhergestellt ist, machen sich viele Mütter Gedanken, was mit ihnen nicht stimmt.

* Sie werden feststellen, dass in diesem Buch manchmal von »ich« und manchmal von »wir« die Rede ist. Den Großteil dieses Buches haben wir gemeinsam geschrieben und unsere Erfahrungen als Yogalehrer mit jeweils etwas anderen Schwerpunkten haben sich dabei wunderbar ergänzt. Manche Dinge kann man aber naturgegeben nur als Frau erfahren: wie es ist, ein Kind zu gebären und Mutter zu sein. Wenn ich hiervon berichte, schreibe ich, Romana, aus meiner Perspektive.

Egal, welche Symptome sich bei Ihnen zeigen, ob Inkontinenz, Rückenschmerzen, Energieverlust oder eine Identitätskrise: Die meisten Probleme liegen darin begründet, dass der Beckenboden einfach noch nicht seine alte Form wiedererlangt hat – denn der Beckenboden hat Einfluss auf unser ganzes System, sowohl physisch, psychisch wie auch energetisch.

Das bringt Yoga nach der Schwangerschaft

Der Körper, vor allem der Beckenboden, wird durch die Schwangerschaft und die Geburt stark belastet, danach gesellen sich einseitige Belastungen durch das Tragen, Stillen und Wickeln hinzu. Zudem zerren die hormonellen Veränderungen, denen man erst mal ausgeliefert ist, an den Nerven. Da braucht es einfach mehr als einen sechs- bis zehnwöchigen Rückbildungskurs, um die alte Form wiederherzustellen und dann auch zu erhalten. Dennoch bedeutet der Wiederaufbau einer starken Muskulatur weniger Aufwand, als Sie vielleicht denken. *Yoga nach der Schwangerschaft* kann Sie hierbei wunderbar unterstützen, und das unabhängig von der Länge der Trainingseinheiten. Yoga soll Spaß machen, Ihnen Kraft und Energie schenken und den Weg (zurück) in Ihr Leben ebnen. Keinesfalls sollte es Sie noch mehr stressen. Die Übungen sollten nicht zu Punkt 197 auf Ihrer To-do-Liste werden, gleich nach Waschen und Staubsaugen. Yoga sollte Ihr Leben reicher machen und Ihnen helfen – ganz so wie eine Freundin, die täglich zu Besuch kommt und auf die Sie sich schon den ganzen Tag freuen.

Das von uns entwickelte *Yoga nach der Schwangerschaft* besteht aus speziell auf Ihre Bedürfnisse abgestimmten kurzen Übungsreihen, gepaart mit Übungen und Tipps zur mentalen Entspannung. Es hilft Ihnen dabei, den Beckenboden wieder auf Vordermann zu bringen und den Körper fit und geschmeidig zu halten. Regelmäßig geübt macht es Sie außerdem entspannter und unterstützt Sie darin, gelassener mit den völlig neuen Anforderungen umzugehen, die Ihren Alltag mit einem oder mehreren Kindern von nun an bestimmen werden.

Selbst wenn Sie noch nie Yoga gemacht haben, können Sie mit diesem Buch das Yogatraining ganz einfach und unkompliziert in Ihren Alltag integrieren und gehen damit einen großen Schritt in Richtung mehr Energie, Ausgeglichenheit, Entspannung und innerer Ruhe.

Alle Themen, die wir hier mit Ihnen teilen, jede Übung, jeder Tipp, jede Idee, alle hier niedergeschriebenen Erkenntnisse spiegeln unsere persönlichen Erfahrungen sowie die Erfahrung aus dem Umgang mit Hunderten von Kursteilnehmerinnen wider. Von daher sind wir selbst fest von den Übungen und Prinzipien überzeugt und absolut sicher, dass diese auch Ihnen bei regelmäßiger Anwendung helfen können, sich in Ihrem Körper rundum wohlzufühlen und Ihre Mutterschaft entspannt zu genießen. Ihr steigendes Energieniveau wird sich auf alle Lebensbereiche auswirken und Sie werden deutlich mehr Energie für Ihre Familie und sich selbst haben.

Yoga bietet die wundervolle Möglichkeit, nicht nur den Körper zu stärken und in Form zu bringen, sondern auch den Geist mit dem Körper zu verbinden und damit eine äußere und innere Balance herzustellen. Aus diesem Grund finden sich in diesem Buch neben den verschiedenen Übungen für den Körper auch Konzentrationsübungen, Meditationen sowie verschiedene Leitsätze, die Ihnen helfen können, Ihr gewohnheitsmäßiges Denken zu verändern. Es geht dabei nicht um positives Denken, sondern darum, Ihre Wahrnehmung insgesamt zu verändern. Wenn Sie sich jetzt vielleicht noch nicht zu 100 Prozent fit oder entspannt fühlen, liegt das eben nicht nur an Ihrer körperlichen Verfassung, sondern auch an Ihren Gedanken.

Durch Yoga können wir nicht nur den Körper beweglich und flexibel halten, sondern auch den Geist aus seinem gewohnheitsmäßigen Denken holen, um damit das Bewusstsein für eine andere Sichtweise auf die Dinge zu öffnen.

Der Aufbau des Buches

In Teil 1 unseres Buches zeigen wir, was Yoga überhaupt ist und inwiefern es eine Brücke baut zwischen Körper und Geist. Sie erfahren, was durch die Geburt energetisch in Ihrem Körper passiert, weshalb sich frischgebackene Mamis so müde und erschöpft fühlen, was das alles mit dem Beckenboden zu tun hat und wie Sie selbst Einfluss darauf nehmen können, Ihr Energieniveau wieder anzuheben. Die Teilnehmer unserer Postnatal-Workshops sind jedes Mal beeindruckt von der Erkenntnis, dass die Rückbildung einen so entscheidenden Einfluss auf das eigene Energieniveau und den damit zusammenhängenden Erfolg in der Koordination des Familienalltags hat. Auch die Kenntnis der hormonellen Einflüsse und deren Wirkung auf Ihren Körper spielen eine entscheidende Rolle, damit Sie anders – nämlich entspannter – damit umgehen können.

In Teil 2 erfahren Sie, wie der Beckenboden funktioniert, wo genau dieser sitzt und wie man die einzelnen Schichten erspüren kann. Holger kann als Sportwissenschaftler und Anatomieexperte einen sehr praxisnahen Bezug zu dem – wie wir finden – wichtigsten Muskel im Körper vermitteln. In seinen Anatomie-Workshops hat auch noch der letzte Anatomiemuffel schlussendlich seinen Beckenboden gefunden. Außerdem zeigen wir Ihnen, wie Sie es schaffen, trotz wenig Schlaf, wenig Kraft und der Frage, wann zur Hölle Sie duschen sollen, einfache, aber wesentliche Wahrnehmungsübungen in Ihren Alltag zu integrieren.

In Teil 3 finden Sie zehn zielgerichtete Übungsreihen mit jeweils fünf Postnatal-Yogaübungen, die es Ihnen ermöglichen, an Ihrer Rückbildung zu arbeiten. Schritt für Schritt, in Ihrem eigenen Tempo und Rhythmus können Sie mit oder ohne Baby das Wunder erfahren, sich wieder energiegeladener zu fühlen, ruhiger zu schlafen, mehr Kraft zu haben und besser gelaunt zu sein.

Wenn Sie mit diesem Buch beginnen, lesen Sie es nicht einfach nur durch, um es danach zur Seite zu legen. Nutzen Sie es. Probieren Sie alles aus, was Sie persönlich anspricht. Stellen Sie sich vor, Sie stehen an einem großen Buffet. Das, was Ihnen zusagt, versuchen Sie. Alles andere können Sie auch später noch probieren, wenn Sie wollen. Es liegt ganz bei Ihnen.

Wir wünschen Ihnen viel Erfolg auf dem Weg zu mehr Energie, Kraft, Entspannung und gutem Schlaf.

Herzlichst,

Romana & Holger Zapf

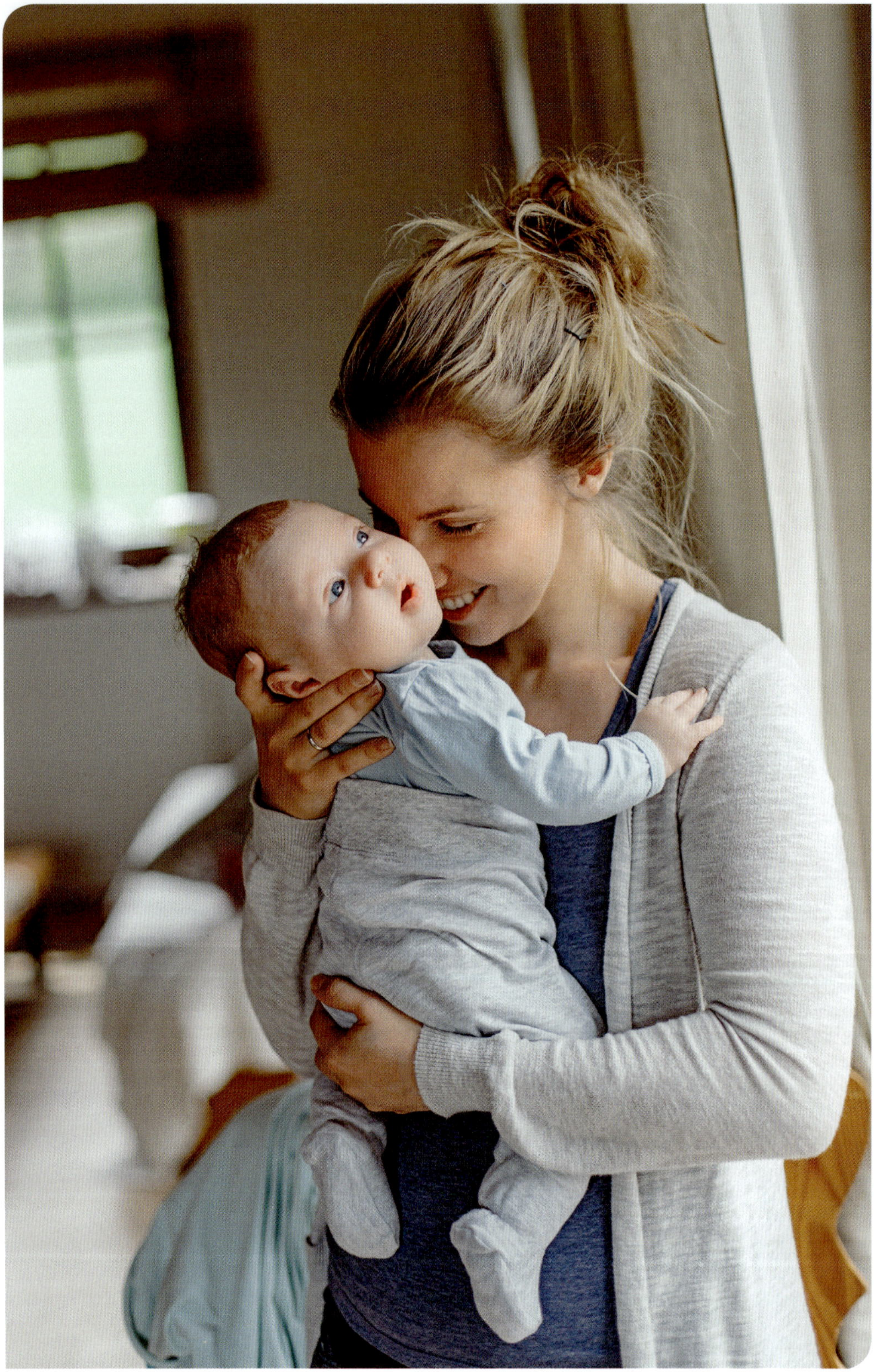

TEIL 1

Yoga in einer besonderen Zeit

Was hat es mit Yoga auf sich?

Es gibt viele Yogabücher, die sich intensiv mit dem Yoga als Übungsweg auseinandersetzen. Ausführlich wird dieser Übungsweg als achtstufiger Pfad nach dem großen Yogaphilosophen Patanjali beschrieben. Dieser Pfad umfasst neben einer gesunden Lebensführung unter anderem Yogaübungen sowie Meditation. Die Stufen des Pfads sind nicht etwa als einzelne »Treppen« zu betrachten, die aufeinander aufbauen, sondern als Einheit. Wenn man beginnt, sich mit den einzelnen Stufen auseinanderzusetzen, eröffnet sich eine ganz neue Welt, eine besondere Sicht auf die Dinge, das Leben und den Umgang mit sich und anderen … All das ist richtig, mehr noch: Es bereichert das Leben enorm. Allerdings weiß ich noch genau, dass es als Mutter eines Säuglings äußerst schwierig ist, sich überhaupt noch mit etwas anderem zu befassen als mit seinem Kind. Sich 20 Minuten für sich selbst freizuschaufeln kann schon eine große Herausforderung bedeuten. Da mag ein Pfad mit acht Stufen im ersten Moment doch etwas abschreckend wirken. Alles halb so wild, es kommt uns an dieser Stelle gar nicht darauf an, dass Sie all das wissen – oder lernen – sollen. Eine Sache allerdings ist unserer Meinung nach sehr wichtig zu verstehen: dass Yoga mehr ist, als die Übungen auf Zeitschriftencovern uns glauben machen. Und genau dieses Wissen kann dabei helfen, seinen Alltag mit einem oder mehreren Kindern entspannter und ruhiger zu meistern.

Was ist Yoga?

Viele Menschen denken beim Wort *Yoga* erst einmal nur an Körperübungen, was absolut in Ordnung ist. Manche denken an bärtige Yogis, die im Lotussitz *Om* singen, andere haben Bilder von schlanken Yoginis im Kopf, in wunderschönen Positionen verknotet. Das alles ist insofern richtig, da all das ein Teil von Yoga ist. Dennoch ist es nur die halbe Wahrheit. Yoga hat viele Facetten, es basiert auf einer jahrtausendealten Philosophie – und es hat mehr zu bieten als nur Übungen.

Als »Yoganeuling« braucht man seine Zeit, sich der Philosophie anzunähern, und beginnt deshalb in der Regel lieber mit den Yogaübungen, um erst einmal am eigenen Körper zu spüren, wie Yoga sich anfühlt. Dazu kommt, dass die meisten Yogastudios ausschließlich den körperbetonten Yoga anbieten. Auch daran ist nichts auszusetzen, die Übungen sind schließlich sehr bodenständig und bieten etwas Handfestes. Gerade in der Zeit nach der Geburt, in der sich alles verändert, brauchen wir etwas, das uns Stabilität, Erdung und Energie geben kann. Wer sich jedoch die Mühe macht, mit der

Philosophie den wichtigsten Teil des Yoga kennenzulernen, kann Yoga nicht nur auf der Matte üben, sondern auch spielend leicht in den Alltag integrieren.

Stellen Sie sich einen Krug vor, der das köstlichste Getränk enthält, das Sie je getrunken haben. Dieser Krug ist von außen wunderschön bemalt. Das, was Sie außen am Krug sehen, die schöne Bemalung also, steht symbolisch für die Yoga-Asanas. Das jedoch, was sich im Inneren des Kruges findet, steht symbolisch für die Yogaphilosophie. Nur Sie allein entscheiden, zu welcher Zeit Sie sich in der Betrachtung des Kruges verlieren möchten und wann und wie viel Sie von dem köstlichen Inhalt trinken.

Es liegt in Ihrer Hand, all die Facetten des Yoga für sich zu nutzen, die Ihnen guttun und Ihnen helfen, Ihr Leben und Ihren Alltag besser zu meistern. Yoga sollte Sie in Ihrer Situation als frischgebackene Mutter unterstützen und nicht noch mehr stressen. Was bedeutet das konkret? Wenn Sie Yoga zum Beispiel lediglich als Sportprogramm betrachten und es damit zu einem der vielen Punkte auf Ihrer To-do-Liste wird, erreichen Sie damit unter Umständen genau das Gegenteil dessen, was Sie vorhatten. Statt Entspannung

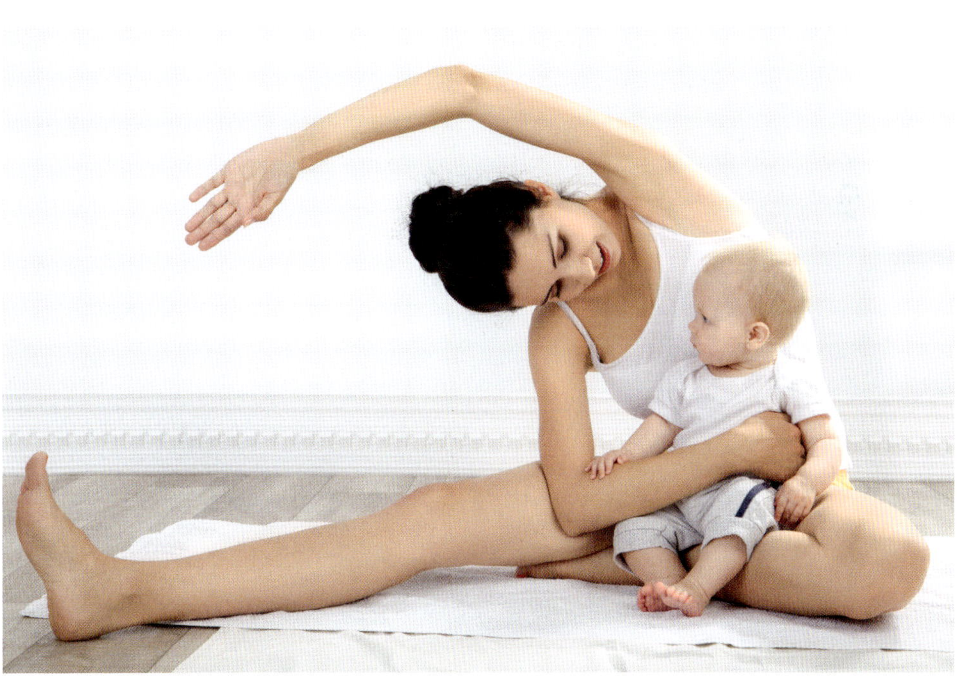

Yogaübungen sind bodenständig und geben uns Stabilität. Aber auch die Yogaphilosophie kann das Leben einer frischgebackenen Mutter bereichern.

und innere Ruhe zu finden, könnte es sein, dass Sie sich mit Gewissensbissen plagen, weil Sie es wieder nicht geschafft haben, Ihre Yogaübungen zu machen. Auch ist es der inneren Ruhe nicht gerade zuträglich, sich mit dem Model auf der Yogazeitschrift zu vergleichen. Beim Yoga geht es gerade nicht um Vergleiche, um das »Höher, Besser, Weiter«. Im Gegenteil: Es geht darum, die Balance zu finden, und diese Balance liegt bei jedem Menschen an einem ganz individuellen Punkt. Es geht auch um Selbstakzeptanz, darum, sich so anzunehmen und zu lieben, wie man ist. Unser Lehrer Bryan Kest sagte hierzu etwas sehr Wichtiges: »Es geht im Yoga nicht darum, sich den Kopf darüber zu zerbrechen, wie die Yogaübung richtig ausgeführt wird und wie man wohl in der Übung aussieht. Es geht darum, die Yogaübung für sich zu nutzen, um in sich hineinzuhören und sich selbst zuzuhören.« Auf das Bild mit dem Krug übertragen bedeutet das, nicht nur das Außen zu sehen und sich nur auf die Übungen zu konzentrieren, sondern die äußere Form – die Yogaübungen – zu nutzen, um an das wunderschöne Innere zu gelangen.

Wir sind im Alltag oftmals so ausgefüllt von dem, was wir gelesen, gehört und gesehen haben, dass wir den Zugang zu unserer Intuition verlieren. Yoga bietet uns die Gelegenheit, alle Ablenkungen einmal auszublenden und nur bei uns selbst anzukommen und zu bleiben. Wenn Sie Ihrer inneren Stimme wieder zuhören, wissen Sie mit einem Mal genau, was für Sie und vor allem für Ihr Baby das Richtige ist. Diese Bereitschaft zuzuhören macht Ihr Yoga zu einer besonderen Erfahrung. Es führt von Unausgeglichenheit zur Balance und von innerem Druck und Stress zur Lebensfreude.

Yoga ist ein tief umfassendes System, das dabei helfen kann, im Einklang mit sich selbst zu leben.

Tipps aus der Yogaphilosophie als Hilfe für den Alltag

In diesem Buch haben wir die Yogaphilosophie auf ganz einfache Weise einfließen lassen: Sie finden sie in Form von Tipps, Gedanken oder Leitsätzen, die Sie für Ihren Alltag rüsten. Das ist unsere Interpretation der oben beschriebenen acht Stufen des Yoga. Unsere innere Einstellung trägt dazu bei, wie entspannt oder verkrampft wir mit bestimmten Situationen umgehen. Gefällt uns eine Situation nicht, sind wir angespannt, traurig oder ärgern uns. Ist unsere Wahrnehmung eine andere, denken wir möglicherweise gar nicht darüber nach oder empfinden die Situation als angenehm.

Haben Sie sich auch schon einmal über Dinge geärgert, die jemand aus Ihrem näheren Umfeld als halb so schlimm empfunden hat? Und die Erklärung der anderen Sichtweise hat Ihnen dabei geholfen, die Dinge anders zu bewerten und sich damit zu entspannen? Genau so funktioniert die Yogaphilosophie.

Sie betrachten Ihr Leben mit Ihrem Baby auf eine bestimmte Art und Weise, vielleicht machen Sie sich viele Sorgen, ob Sie als Mutter alles richtig machen. Dann kommt eine Freundin und nimmt Ihnen mit einem Satz Ihre negativen Gedanken. Und plötzlich können Sie selbst nicht mehr nachvollziehen, warum Sie sich zuvor mit so vielen Sorgen geplagt haben. Mir persönlich hat die Yogaphilosophie in meinem Alltag mit Kind sehr geholfen. Wenn ich zum Beispiel total genervt war, weil ich wenig geschlafen hatte, mein dauerhungriges Kind schon seit vier Uhr morgens ununterbrochen quengelte und ich nicht das erhoffte Mitgefühl von meinem Mann bekam, habe ich versucht, mich an den Grundsatz »nicht urteilen« von Patanjali zu halten – denn Urteilen führt zu Leiden. Statt meinen Mann also von der Seite anzuranzen, dass er mich einfach nicht versteht, habe ich mich gefragt, was ich in diesem Moment, in dieser Situation brauche, und das dann klar kommuniziert. Als ich sagte, dass ich mich dringend schlafen legen müsse, bot mein Mann mir an, früher nach Hause zu kommen. Mit dieser Lösung waren wir beide glücklich. Er konnte mir helfen und ich konnte schlafen.

Diesem Beispiel folgend, möchten wir Ihnen gerne in Form von »Yogi-Tipps« ein paar Anregungen aus der Yogaphilosophie mit auf den Weg geben, die Ihnen helfen können, bestimmte Situationen anders wahrzunehmen und damit mehr Entspannung und Ruhe in Ihr Leben zu lassen.

> »Ändere deine Gedanken und du wirst die Bedingungen, in denen du lebst, ändern. Da nur du allein für deine Gedanken verantwortlich bist, kannst nur du allein sie ändern.«
> Paramahansa Yogananda

Hören Sie auf Ihren Körper – Selbstreflexion

Offenheit und die Bereitschaft zu hören, was einem der Körper zu sagen hat, sind die Voraussetzungen dafür, die eigenen Körpersignale richtig zu deuten. Eine Yogastunde zu besuchen bedeutet nicht automatisch, dass man mitbekommt, was einem guttut und was nicht. Ich habe in meinen Kursen die Erfahrung gemacht, dass es Menschen gibt, denen es erst einmal schwerfällt, in sich hineinzuhören. Diese Menschen haben noch nie in ihren linken großen Zeh hineingefühlt, geschweige denn ihn bewusst entspannt. Auch habe ich einige Mütter getroffen, die sich bereits in der vierten Woche nach der Geburt mit einem straffen Sportprogramm quälen, um in Woche sechs wieder in ihre alten Jeans zu passen. Ihren Körper, ihre Müdigkeit und ihre Erschöpfung haben sie ignoriert.

Wir möchten Ihnen dringend empfehlen, es diesen Müttern nicht gleichzutun. Hören Sie genau hin, was für SIE ganz persönlich wichtig und richtig ist, ganz unabhängig davon, was andere Mütter machen. Denn nur Sie selbst leben in Ihrem Körper, und dieser Körper ist ganz einzigartig auf dieser Welt. Deshalb können auch nur Sie allein wissen und entscheiden, was Sie für sich tun und was Sie lieber bleiben lassen wollen.

YOGI-TIPP: Vergleichen Sie sich nicht mit anderen Müttern und Ihr Baby nicht mit anderen Babys. Sie und auch Ihr Kind sind einzigartig, wunderschön und nicht vergleichbar.

Hier ist eine kleine Übung, die Ihnen dabei helfen kann, in Ihren Körper zu spüren und zu hören, wie es Ihnen geht und was Ihr Körper Ihnen zu sagen hat. Entweder Sie lesen die Übung zunächst ganz durch und probieren sie dann für sich, mit geschlossenen Augen, oder Sie machen die Übung, während Sie lesen (und lassen die Augen offen). Ganz, wie Sie möchten.

KÖRPERWAHRNEHMUNG

- Setzen Sie sich auf einen Stuhl und finden Sie eine bequeme Position. Wenn Sie im Bett liegen, finden Sie eine bequeme liegende Haltung. Legen Sie nun Ihre Handrücken auf die Oberschenkel oder die Bettdecke, die Handinnenflächen zeigen nach oben. Schließen Sie, wenn Sie möchten, die Augen.
- Spüren Sie nun in Ihre Füße hinein. Fühlen Sie Ihre Fußsohlen, spüren Sie, wie sich Ihre Füße anfühlen. Achten Sie dabei auf Ihren Atem, wie dieser ein- und ausströmt. Entspannen Sie nun Ihre Schultern. Mit jedem Ausatmen entspannen sich Ihre Schultern immer mehr. Ihr Atem wird tiefer, ru-

higer und langsamer. Jetzt spüren Sie vielleicht auch Ihren Rücken und Ihre Wirbelsäule, Sie fühlen Ihre Schultern und Arme.

- Strecken Sie nun Ihren linken Arm aus und heben Sie den Handrücken vom Oberschenkel oder von der Bettdecke ab, je nachdem, ob Sie sitzen oder liegen. Halten Sie den Arm gestreckt und spüren Sie in Ihren Arm hinein. Bemerken Sie die Anspannung in den Muskeln? Spüren Sie, wie Ihr Oberarm angespannt ist? Jetzt strecken Sie noch die Finger. Was ist Ihnen im Moment angenehmer? Gestreckte oder entspannte Finger? Probieren Sie aus, was Ihnen mehr Stabilität und Halt gibt. Halten Sie dann den Arm noch einen weiteren Moment gestreckt. Atmen Sie weiterhin entspannt ein und aus und beenden Sie dann die Übung.

Wie hat sich diese Übung für Sie angefühlt? Konnten Sie die Übung beim Lesen ausführen? Ist sie Ihnen leichtgefallen? Wenn nicht, wiederholen Sie die Übung noch einmal.

Wenn Sie während des Yogaübens in der soeben geübten Form in Ihren Körper hineinspüren, können Sie eine bewusste Entscheidung darüber treffen, ob eine Übung angenehm oder zu anstrengend ist, ob es für Ihren Körper gut ist, sich etwas zu fordern, oder ob Sie auf eine einfachere Übungsvariante ausweichen sollten. Sie merken dann ganz genau, wie es Ihnen gerade geht, können jederzeit aufhören oder die Intensität steigern. Ganz anders sieht die Sache aus, wenn Sie wie ein Roboter den Anweisungen eines Lehrers folgen, egal, wie es Ihnen dabei geht. Wenn Sie sich dann auch noch mit den anderen Kursteilnehmern vergleichen und auf Teufel komm raus versuchen, mitzuhalten oder sich zu mäßigen, um nur ja nicht aufzufallen, werden Sie sich ziemlich sicher über- oder unterfordern. Die Folgen davon sind mehr Stress, Druck und Unzufriedenheit anstatt mehr Entspannung und innere Ruhe.

Als ich nach der Geburt wieder mit dem Yogaüben begann, war ich geschockt. Bis kurz vor der Geburt konnte ich noch alles machen, was ich schon vor der Schwangerschaft gemacht hatte. Nun aber ging gar nichts mehr. Während früher die Krähe, der Halbmond und andere wilde Asanas kein Problem für mich darstellten, fehlten mir nach der Geburt jegliche Stabilität, Balance und Kraft. Mein Schwerpunkt war total verlagert, meine Gelenke schmerzten und meine Hüfte war so unbeweglich, dass ich kaum im Schneidersitz sitzen konnte. Für mich als Yogalehrerin war das sehr schlimm, denn eigentlich wollte ich so schnell wie möglich wieder fit werden und unterrichten. Zudem hatte ich sechs Monate nach der Geburt immer noch zehn Kilo mehr auf den Hüften und machte mir eine Menge Gedanken darüber, ob und wie ich dem Bild einer Yogalehrerin entsprechen würde. Je mehr ich mich aber damit abmühte, meinem inneren Idealbild zu gleichen, desto schlechter ging es mir – abgesehen davon, dass sich meine Anspannung auch auf mein Kind übertrug. Eines Tages wurde mir bewusst, dass ich bei der ganzen Anstrengung mein Gefühl völlig überhört hatte. Und dieses Gefühl sagte laut und deutlich: »Stopp! Du bist nicht mehr nur für dich allein verantwortlich und vor allem bist du nicht mehr der Mensch, der du vor der Schwangerschaft warst. Alles hat sich verändert, also pass auch deine Praxis an.« Ich hörte auf, mich durch mein gewohntes Yogaprogramm zu quälen, und entwickelte mit meinem Mann eine Serie von Übungen, die einfach, kurz und effektiv waren. Damit ging es mir viel besser und ich konnte meine Praxis langsam, Schritt für Schritt, an meine neuen körperlichen Möglichkeiten anpassen.

Wenn Sie jede Yogaübung als Einladung betrachten, sich selbst und Ihren Körper besser kennenzulernen, können Ihnen die Erkenntnisse, die Sie dabei gewinnen, sowohl für Ihre Yogapraxis als auch in Ihrem Alltag nutzen. Ein Beispiel: Sollte es Ihnen gelingen, Ihre Aufmerksamkeit während einer Yogaübung auf Ihren Atem zu lenken, und sollten Sie bemerken, dass Sie zu flach oder unregelmäßig atmen, können Sie daraufhin die Übung so anpassen, dass Ihr Atem gleichmäßig fließen kann. So üben Sie gleichzeitig, auch im Alltag hinzuhören und auf Ihren Atem zu achten, zu spüren, wo dieser stockt oder frei fließen kann. Im nächsten Schritt können Sie dann die entsprechenden Anpassungen vornehmen, um sich wieder wohlzufühlen, um wieder aufatmen zu können.

YOGI-TIPP: Nutzen Sie jede Yogaübung in diesem Buch, um in Ihren Körper und in sich selbst hineinzuhören. Dann werden Sie mit der Zeit spüren und hören, was für Sie wichtig und richtig ist.

Entspannen Sie sich – Gottvertrauen

In der Yogaphilosophie heißt Vertrauen so viel wie Vertrauen ins Leben haben. Gottvertrauen bedeutet nicht unbedingt, an einen Gott glauben zu müssen, ebenso ist es möglich, an das Universum zu glauben, an bestimmte Prinzipien oder Grundsätze. Gemeint ist immer das tief verwurzelte Vertrauen darauf, dass alles so, wie es ist, richtig ist. Und dass das, was ist, akzeptiert werden sollte. Praktisch gesprochen bedeutet das: Wir akzeptieren, was im Moment in unserem Leben geschieht, und vertrauen darauf, dass wir die Fähigkeiten haben, die Situation zu meistern. Seit Millionen von Jahren bringen wir Mütter Kinder zur Welt und ziehen sie groß. Früher gab es keine Ultraschallgeräte, keine Krankenhäuser zum Entbinden, keine Checklisten fürs Wochenbett. Wie um alles in der Welt haben die Frauen das dann geschafft, so ganz ohne Vorsorgeuntersuchungen und Erziehungsratgeber? Alles, was es zu wissen galt, lernte man von der eigenen Mutter oder vom Leben selbst. Und auf dieses Wissen hat man vertraut. Das heißt nun keineswegs, dass früher alles besser war. Unsere medizinische Versorgung ist hervorragend und wir können uns glücklich schätzen, dass uns heute so viele Möglichkeiten zur Verfügung stehen. Was wir damit sagen wollen: Manche Dinge wie die Mutterschaft sind natürlich in uns angelegt. Woher weiß eine Mutter, dass ihr Kind Durst oder Hunger hat? Woher weiß eine Mutter, dass es dem Kind nicht gut geht? Die Antwort: Eine Mutter weiß es, weil sie die Mutter ist. Und damit noch nicht genug. Keine andere Person riecht wie sie, fühlt sich so an wie sie oder schenkt die Geborgenheit, die für das Baby so wichtig ist. Yoga kann uns darin unterstützen, dieses Wissen zu spüren und ein wenig zu entspannen im Vertrauen darauf, dass wir alles mitbringen, was nötig ist, damit es unserem Kind gut geht.

Eltern sein verändert einfach alles und man muss sich in dieser neuen Situation erst einmal einfinden. Für alle Mütter, die bereits zum Zeitpunkt der Empfängnis mindestens ein Jahr lang in einer festen Anstellung ihr Geld verdient haben, ist es etwas einfacher, da es für sie nun Elterngeld gibt. So hat man als Frau die Möglichkeit, zumindest eine Zeit lang zu Hause zu bleiben und sich ausschließlich um sein Baby kümmern zu können. Und auch, sich daran zu gewöhnen, dass das Muttersein nun an erster Stelle steht, noch vor allem anderen.

Ich selbst habe eine Weile gebraucht, um zu realisieren, dass ich ab sofort in erster Linie Mutter bin. Ehrlich gesagt war ich vor der Geburt ziemlich blauäugig. Noch während der Schwangerschaft plante ich meinen Wiedereinstieg in den Job – und setzte meinen ersten Schulungstermin auf einen Tag nur sechs Wochen nach der Entbindung. Ich war fest davon überzeugt, dass ich das hinbekommen würde. Mein persönlicher Anspruch in dieser Zeit war es, ganz »normal« weiterzumachen. Ich würde mir bald nach der Geburt eine Tagesmutter suchen und wieder arbeiten gehen. »Schließlich geht es um Quality Time mit dem Kind und nicht darum, rund um die Uhr an seinem Kind zu hängen«, dachte ich mir. Ich würde finanziell ganz eigenständig bleiben und mit meinem Mann alle Belastungen gleichberechtigt teilen. Und hey, ich konnte ja schlecht meine Yogaschüler im Stich lassen. So oder so würde ich auf keinen Fall eine dieser Mütter werden, die monatelang zu Hause blieben und nur über Windeln und Bäuerchen redeten. Überhaupt – so ein Kind konnte man ja auch mitnehmen, gerade zu Beginn schliefen Kinder doch ganz viel. Ich hielt das für einen großartigen Plan.

Als es sechs Wochen nach der Geburt endlich so weit war, stand ich heulend an der Haustür, weil ich ins fünf Kilometer entfernte Mainz zu einer Schulung fahren und mein Kind dafür acht Stunden verlassen musste (wohlgemerkt habe ich mein Kind nicht bei irgendeiner Tagesmutter, sondern bei meinem Mann gelassen). Ich merkte zum ersten Mal, was Hormone so alles auslösen können. Das schlechte Gewissen verfolgte mich den ganzen Tag. Es hatte mich enorm viel Kraft gekostet, mich loszueisen und unterrichten zu gehen. Der Gedanke, mich ausschließlich zu Hause um mein Kind zu kümmern, behagte mir aber ebenso wenig, weil ich immer das Gefühl hatte, mein Geschäft zu vernachlässigen und nicht genug Geld zu verdienen. Ich fühlte ständig eine innere Zerrissenheit. Wenn ich zu Hause war, kam ich mir oft unnütz vor, wenn ich arbeiten ging, war ich traurig und vermisste mein Kind. Wirklich genießen konnte ich beides nicht. Erst, als ich mir bewusst machte, dass ich nun in erster Linie Mutter bin, und damit anfing, mein altes Leben innerlich loszulassen, konnte ich mich entspannen. Ich konnte mich öffnen und etwas ganz Neues entstehen lassen. Ich konnte damit beginnen, mein Muttersein zu genießen und es als meine primäre Aufgabe zu betrachten.

Erst dann, im zweiten Schritt, suchte ich nach Wegen, meine Selbstständigkeit in mein neues Leben zu integrieren, und hörte auf, mich innerlich über die vielen neuen Verpflichtungen zu beklagen. Schließlich hatte ich mir das selbst so ausgesucht.

Ich musste meinen Anspruch an mich selbst loslassen, und das war sicherlich der schwerste Part. Mit meinen damals 35 Jahren wollte ich eigentlich daran arbeiten, eine bekannte Yogalehrerin zu werden. Diesen Wunsch verschob ich innerlich auf später. Dafür sollte Zeit sein, wenn mein Kind mich nicht mehr so sehr brauchte. Ich begnügte mich fürs Erste damit, mein eigenes kleines Yogastudio in unserer Wohnung zu eröffnen mit drei Kurseinheiten pro Woche und einmal im Jahr einen Ausbildungskurs zu leiten. Ich gestand mir zu, dass ich nicht ständig unterwegs sein und mein Kind andauernd vermissen wollte. Damit entspannte sich vieles. Es gab natürlich immer mal wieder Situationen, die mich überforderten, da man als Mutter viele Dinge nicht voraussehen kann. Man kann nichts planen – oder man muss bereit sein, seine Pläne jederzeit über Bord zu werfen. Aber mit der Akzeptanz meiner neuen Rolle wurde vieles leichter und der Weg klarer.

Möchten auch Sie möglichst schnell wieder arbeiten (oder müssen es aus finanziellen Gründen)? Planen Sie bereits während der Schwangerschaft wie wild Ihre Tätigkeiten nach der Geburt und fühlen sich dann schlecht, weil Sie es nicht wie geplant hinbekommen? Sitzen Sie am Abend, wenn Ihr Kind endlich schläft, erschöpft und ungeduscht vor dem Laptop und beantworten E-Mails? Oder stellen Sie einen hohen Anspruch als Hausfrau, Mutter und Partnerin an sich, möchten möglichst schön, schlank und gut gelaunt Ihren Ehemann begrüßen, wenn er nach Hause kommt, während das Kind schon schläft, die Wohnung glänzt und im Ofenrohr ein köstlicher Schweinebraten gemächlich vor sich hin schmort?

Hier unser vielleicht größter Tipp für Sie:

Akzeptieren Sie, dass Sie Mutter sind und dass das für die kommenden Jahre Ihr Hauptjob ist. Ihr Kind braucht Sie, und kein Geld der Welt kann so wichtig sein, dass Sie das hintanstellen (das Gleiche gilt natürlich auch für schmutziges Geschirr, dreckige Wäsche, unbeantwortete E-Mails …)

Je schneller Sie akzeptieren, dass Sie nun Mutter sind, sich von Ihrem alten Leben verabschieden und etwas Neues entstehen lassen, desto schneller werden Sie Ihre innere Ruhe finden. Akzeptieren Sie den Umstand, dass Ihr Leben ab sofort und für mindestens die nächsten 18 Jahre von den Regeln eines Wesens bestimmt wird, das abhängig von Ihnen ist. Sicher kommt eine Zeit, in der Sie wieder mehr Freiräume haben werden, aber im Moment ist das nicht wichtig. Es geht in den nächsten Wochen und Monaten in erster Linie um Ihr Kind. Damit Sie selbst dabei nicht auf der Strecke bleiben, sondern nach Möglichkeit eine glückliche und zufriedene Mami sind, ist es wichtig, sich in der freien Zeit, die Ihnen bleibt, gut um sich zu kümmern. Entspannen Sie sich trotz aller scheinbaren Verpflichtungen. Entspannen Sie sich trotz aller Pläne, trotz aller Gedanken an die Zukunft. Lösen Sie sich von allen Ansprüchen an sich selbst. Das alles spielt im Moment keine Rolle. Vertrauen Sie darauf, dass alles seinen Gang geht und sich zu gegebener Zeit entwickelt.

Es gibt Dinge, die Sie nicht oder nicht sofort ändern können. Dass Ihre Geburt vielleicht nicht so verlaufen ist, wie Sie sich das gewünscht hätten, dass Ihr Kind nicht durchschläft, dass Sie unter Schlafmangel leiden oder das Gefühl haben, heillos überfordert zu sein. Vielleicht braucht Ihr Baby ungewöhnlich viel Aufmerksamkeit, vielleicht bereitet Ihnen das Stillen Schmerzen und Ihr Kind hat Koliken. Ebenso kann es sein, dass Sie Ihre Gefühle nicht im Griff haben und den ganzen Tag nur heulen könnten. Vielleicht haben Sie auch keine besonders ausgeprägten Muttergefühle. Vielleicht haben Sie sich das alles ganz anders vorgestellt und fragen sich, warum gerade Sie so bestraft werden, während das Muttersein allen anderen so mühelos von der Hand geht. Kennen wir nicht alle solche Mütter, deren Kind nach vier Wochen bereits durchschläft, Mütter, bei denen das Stillen wunderbar klappt, die selig lächelnd mit anderen Müttern im Café sitzen und dabei aussehen wie ein fleischgewordener Engel, während ihr Kind mucksmäuschenstill im Kinderwagen liegt und sein Mobile bestaunt? Warum auch immer es solche Mütter gibt, warum auch immer es bei diesen Frauen so gut läuft (und nur bei Ihnen so miserabel) – es ist schlichtweg EGAL. Hören Sie auf mit den Selbstvorwürfen, hören Sie auf mit den inneren Zwiegesprächen, fragen Sie nicht nach dem Warum. Akzeptieren Sie, vertrauen Sie. Auch wenn es unglaublich schwer zu ertragen ist: Manche Dinge können Sie nicht ändern, und diese Dinge werden auch dann nicht besser, wenn Sie sich selbst zerfleischen.

Hinzu kommt, dass sich die meisten Themen und Probleme in der Kindheit von selbst erledigen (und dann durch neue Probleme ersetzt werden). Ist die Zeit der Koliken vorbei, fängt das Kind an zu zahnen. Sind endlich alle Zähne da, kommen die Wachstumsschübe. Die Kleinen fangen an zu laufen, stecken sich dabei alles Mögliche in den Mund, und wir rennen hinterher, staunend ob der neuen Fähigkeiten und bewaffnet mit Desinfektionstüchern. Während der Kita- und Kindergartenzeit bringt das Kind dann allerhand lustige Freunde und lustige Erkrankungen mit nach Hause. Und wer glaubt, dass es ab der Schule besser wird, sei gewarnt: Irgendwann werden wir mit unserem Kind Matheaufgaben lösen, die wir schon als Schüler nicht kapiert haben. Während der Pubertät hat man dann plötzlich wieder jede Menge Zeit für sich – schließlich ist man so was von uncool und peinlich, dass sich der Sprössling nicht länger als unbedingt nötig mit einem abgibt. Und spätestens wenn das Kind in einer fremden Stadt studiert und nur noch jedes dritte Wochenende anruft, fragt man sich, warum um Himmels willen man die Babyzeit nicht in vollen Zügen genossen hat. Tja, das ist der Lauf der Dinge. Irgendwann ist die Mamizeit, die Zeit also, in der unsere Kinder noch gerne mit uns kuscheln, in der sie mit ihren Problemen zuerst zu uns kommen und dann erst zur besten Freundin oder zum besten Freund, endgültig vorbei. Vor Ihnen liegen zehn oder, je nach Kind, vielleicht zwölf Jahre, in denen Sie primär Mutter sind. Also genießen Sie es (oder versuchen Sie es zumindest) und ersparen Sie sich den Stress, alles kontrollieren zu wollen, denn Sie können es nicht. Und vielleicht ergeben sich dann auch viele Dinge ganz von selbst.

Die Akzeptanz dessen, was ist, und das Vertrauen darauf, dass alles seine Richtigkeit hat, sind viel heilsamer, als Sie vielleicht denken. Innerer Widerstand dagegen ist unglaublich kräftezehrend. Im Normalzustand kreisen über den Tag verteilt mehr als 60 000 Gedanken in unseren Köpfen, die sich meist darum drehen, was alles schiefläuft in unserem Leben und wie wir daran etwas ändern können. Wie wohltuend ist es da, einfach mal innezuhalten und das, was uns im Leben gerade widerfährt, anzunehmen und die Stimmen in unserem Kopf zum Schweigen zu bringen! Unser Kind darf krank sein, es darf Koliken haben, es darf zahnen und darf wachsen, es darf weinen und es darf auch anhänglich sein, das gehört nun einmal zum Leben eines Kindes. Und auch Sie dürfen Mutter sein, Sie dürfen ein paar Kilo mehr wiegen als vor Ihrer Schwangerschaft und Sie dürfen sich Zeit lassen mit der Rückbildung. Sie dürfen gestresst sein und Sie dürfen weinen. Sie dürfen Ihr Kind vermissen und mit Liebe überschütten. Sie dürfen auch nach einem Jahr noch überfordert sein mit Ihrer neuen Rolle. Und Sie dürfen sich Hilfe holen.

Wenn Sie diese Dinge annehmen und so stehen lassen, wie sie sind, integrieren Sie sie in Ihr Leben, anstatt ständig das Gefühl zu haben, gegen etwas ankämpfen zu müssen, das so nicht in Ordnung ist. Die verschiedenen Phasen der Kindheit (und der Mutterschaft) gehen einfacher und schneller vorbei, als Sie denken. Heißen Sie diese Phasen willkommen und begehen Sie nicht den Fehler, sich heute schon vor der nächsten Phase zu fürchten. Akzeptanz lässt Sie entspannter sein, das ist stressfreier für Sie und Ihre Familie.

LEITSATZ FÜR STRESS-SITUTATIONEN: »Was immer gerade geschieht, es geht vorbei!«

Sagen Sie sich diesen Leitsatz so oft wie möglich vor, beim Yoga, beim nächtlichen Aufstehen. Er wird Ihnen dabei helfen, sich zu entspannen. Das ist keineswegs eine Lektion in positivem Denken. Sie gaukeln sich nicht vor, die Realität sei besser, als sie eben nun mal ist. Dieser Leitsatz hilft Ihnen lediglich zu akzeptieren, was ist, und Ihre Aufmerksamkeit in eine positive Richtung zu lenken.

Akzeptanz und Vertrauen sind in der Philosophie des Yoga zwei entscheidende Säulen. Auch wenn Sie Yoga üben, ist es wichtig zu erkennen und zu akzeptieren, was Ihnen guttut, und darauf zu vertrauen, dass Ihr Körper weiß, was er beim Üben braucht.

Yoga – die Verbindung zwischen Körper und Geist

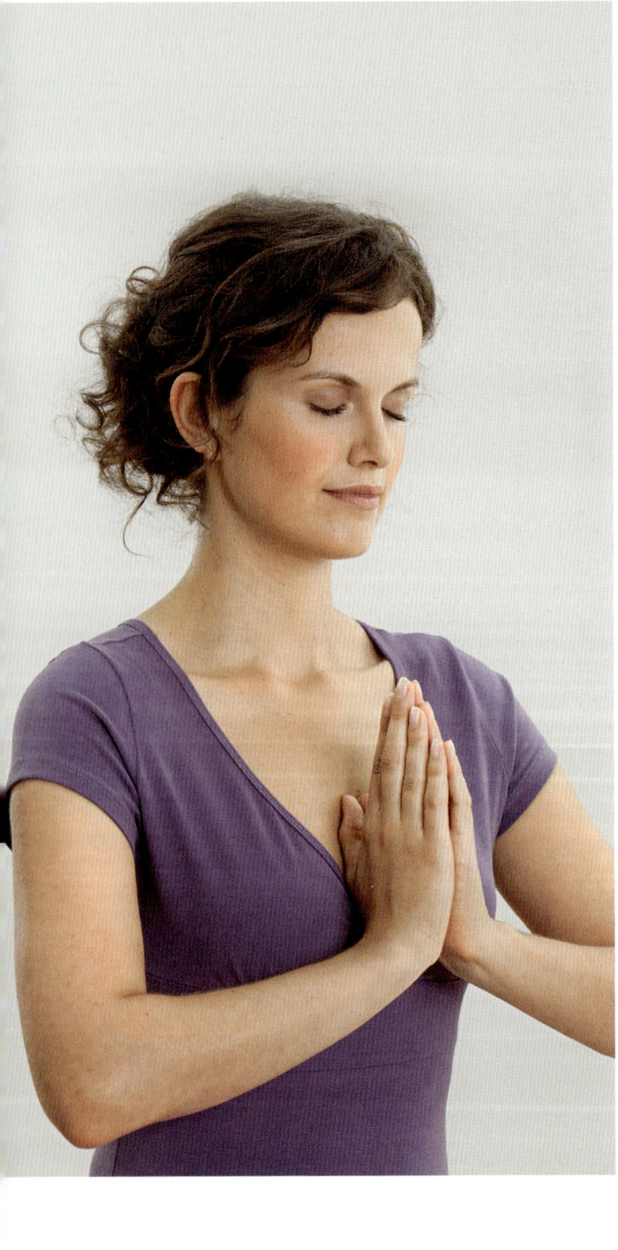

Der Körper braucht Energie, um nach der Geburt wieder alles an seinen Platz zu rücken – ganz zu schweigen von Dingen wie Schlafmangel, Stillen, Wickeln und der Beschäftigung mit dem Kind, die uns zusätzlich einiges an Kraft abverlangen. Auch auf der mentalen Ebene ist Entspannung wichtig, um mit Ruhe und Besonnenheit auf die alltäglich auftretenden Herausforderungen reagieren zu können. Ignoriert man in dieser Zeit die Signale des Körpers und der Seele und bürdet sich noch zusätzliche Belastungen auf, kann das zu den verschiedensten Überlastungssymptomen führen. Aber leider stellen wir Mütter oft überzogene Ansprüche an uns selbst und wollen unseren Alltag ebenso perfekt im Griff haben wie in der Zeit vor der Geburt. Die Folge ist die ständige Unzufriedenheit, den eigenen Ansprüchen nicht zu genügen, anstatt sich über das zu freuen, was man geschafft hat. Yoga kann dabei helfen, ein Gefühl zu bekommen für die Bedürfnisse des Körpers und der Seele – und die notwendige Gelassenheit zu entwickeln, wenn etwas einmal nicht so läuft, wie wir uns das vorgestellt haben.

Yoga kann dabei helfen, die Bedürfnisse des Körpers und der Seele wieder wahrzunehmen.

Vergleiche sind fehl am Platz – Gewaltlosigkeit

Ein Grundsatz im Yoga lautet: »Vergleiche dich nicht mit anderen, jeder Körper ist anders.« Nicht jede Yogaübung passt zu jedem Körper. Sind Sie zum Beispiel ein sehr flexibler Typ, tun Ihnen womöglich Übungen, die Sie noch mehr dehnen, nicht wirklich gut. Besitzen Sie eine hohe Muskelspannung, ist es nicht ratsam, beim Üben noch mehr Spannung zu erzeugen. Wählen Sie Übungen also nicht unbedingt nach dem Gesichtspunkt aus, ob sie Ihnen leichtfallen. Häufig sind solche Übungen besser für uns, die uns nicht auf Anhieb gelingen. Dabei ist es wichtig, sich nicht mit anderen zu vergleichen, denn wie gesagt reagiert jeder Körper anders. Das fängt schon damit an, dass Sie vielleicht eine andere Arm- oder Beinlänge haben als Ihre Nachbarin auf der Matte.

Ich weiß aus eigener Erfahrung, dass es gar nicht so einfach ist, sich nicht zu vergleichen. Auch ich habe andere Yoga-Mütter beobachtet, die scheinbar spielend ihre alte Yogapraxis wiederaufnehmen konnten und im Handumdrehen ihre alte Figur und Form wiedererlangt haben. Ich habe versucht, mich für die besagten Yoga-Mamis zu freuen, und mir selbst gut zugeredet, auf meinen eigenen Körper zu hören und mich nicht von anderen beeinflussen zu lassen. Vielleicht war es in meinem Fall, für meinen Körper wichtig, dass es länger gedauert hat. Und tatsächlich hat es mir sehr geholfen, den Anspruch, »in meine alte Form zu kommen«, über Bord zu werfen. Denn ich bin nie wieder in meine alte Form gekommen, sondern in eine bessere. So spüre ich mich mehr als früher, ich bin viel entspannter und gelassener, nehme vieles nicht mehr so wichtig. Drei Kilo mehr oder weniger, was macht das schon? Selbstliebe zu empfinden, sich nicht mehr zu vergleichen und nicht mehr über andere zu urteilen, ist für mich inzwischen ein viel schöneres Ziel, als mir über die Außenwirkung als Yogalehrerin Gedanken zu machen. Dafür hat es sich doch gelohnt, etwas zu warten, nicht wahr?

Wenn Sie Yoga machen ist es schlichtweg egal, wie Sie in Yogahosen aussehen. Es spielt keine Rolle, ob Sie das Gefühl haben, steif wie ein Brett zu sein, ob Sie an Ihre Füße heranreichen können oder Ihre Hände gerade mal so Ihre Schienbeine berühren.

Yoga ist ein Freund. Ein Freund, der Ihnen hilft, zu sich selbst zu kommen, während Sie äußere Vergleiche von sich fernhalten. Nutzen Sie Yoga für mehr Selbstakzeptanz, Vertrauen, Liebe, Achtsamkeit und Mitgefühl sich selbst gegenüber. Dieses Gefühl wird sich dann automatisch auf Ihre Handlungen übertragen und damit Einzug in Ihr Leben halten.

Das Gleiche gilt übrigens auch für Vergleiche mit anderen Kindern. Haben Sie das Gefühl, alle anderen haben entspannte Kinder, nur Ihr Kind will sich partout nicht beruhigen lassen, will nicht schlafen, schreit und weint acht Stunden täglich? Üben Sie sich in der Kunst des Nicht-Vergleichens. Es ist nicht so, dass Sie jedes Verhalten Ihres Kindes hinnehmen müssen (und wenn die Erziehung Ihres Kindes in den Vordergrund rückt, sollten Sie das auch nicht!). Hier geht es darum zu verstehen, welche Persönlichkeit Ihr Kind hat. Beobachten Sie die Reaktionen und Verhaltensweisen Ihres Kindes. Es probiert nur aus, was funktioniert, damit es bekommt, was es will. Durch Beobachtung lernen Sie Ihr Kind besser kennen und können besser einschätzen, wie Sie in Bezug auf seine Bedürfnisse und Eigenarten reagieren können. Sie lernen, was es tatsächlich braucht und was es nur unbedingt haben will. Lernen Sie auch die Entwicklungsstufen Ihres Kindes kennen. Viele Eltern erwarten von ihren Kindern zu viel Verständnis und Aufnahmevermögen, aber Kinder sind keine kleinen Erwachsenen. Kinder sind Kinder. Denken Sie bitte immer daran. Lesen Sie Bücher über die Entwicklungsstadien, und Sie werden Ihr Kind besser verstehen können.

Ihr Kind lernt durch Beobachtung und in erster Linie beobachtet das Kind Sie. Jedes Kind wird aus dem, was es sieht, andere Schlüsse ziehen und somit anders reagieren. Eltern, die mehrere Kinder haben, können das oft beobachten. Die Kinder erhalten die gleiche Erziehung, gehen aber unterschiedlich damit um und führen als Erwachsene oft völlig unterschiedliche Leben. Aus diesem Grund ist kein Kind mit dem anderen vergleichbar, Ihr Baby ist Ihr Baby. Es ist einzigartig, das ist das Wundervolle daran. Jedes Kind besitzt einzigartige Gaben und Talente. Vielleicht ist Ihr Baby besonders ruhig und Sie kommen zu dem Schluss, Sie müssten es mehr motivieren. Womöglich ist aber gerade diese ruhige Seite ein wichtiger Teil seiner Persönlichkeit. Vielleicht steckt ein Musiker in Ihrem Kind, ein Philosoph oder ein Wissenschaftler – und Sie überfordern es mit zu viel Aktivität. Oder es besitzt einen so großen Bewegungsdrang, dass Sie meinen, es sei hyperaktiv. Womöglich ist es aber auch nur der geborene Sportler.

Wenn Sie durch Yoga lernen, sich selbst nicht mit anderen zu vergleichen, finden Sie zu einer inneren Balance, die es Ihnen ermöglicht, auch Ihr Kind so zu akzeptieren, wie es ist. Wenn Sie allerdings ständig versuchen, sich selbst zu ändern, weil Sie denken, nicht zu genügen, werden Sie sehr wahrscheinlich auch Ihr Kind ständig verändern wollen. Aber Ihr Kind ist perfekt. Es ist das perfekte Kind für Sie. Und Sie sind die perfekte Mutter für Ihr Kind. Sie müssen sich für niemanden auf dieser Welt ändern. Sie sind wunderschön, so wie Sie sind. Auch wenn Zeitschriften und Werbeplakate Sie etwas anderes glauben machen möchten. Ignorieren Sie diese Bilder. Gehen Sie mit stolzgeschwellter Brust durchs Leben, denn Sie haben ein Baby zur Welt gebracht. Dank Ihnen ist neues Leben entstanden, und das ist eine Meisterleistung. Sie übernehmen freiwillig die Verantwortung für ein Lebewesen und kümmern sich die nächsten 18 Jahre darum – und noch darüber hinaus. Es ist für immer ein Teil von Ihnen.

YOGI-TIPP: Vergleichen Sie weder Ihr Baby mit anderen Babys noch sich selbst mit anderen Müttern. Sie und Ihr Baby sind einzigartig und nicht vergleichbar.

Wann immer Sie sich bei dem Gedanken ertappen, sich selbst oder Ihr Kind mit anderen zu vergleichen, wiederholen Sie für sich diesen Tipp. Unsere Gedanken haben großen Einfluss auf unsere Gefühle. Machen wir uns den ganzen Tag über Sorgen, denken an nichts anderes als Windeln, Stillen und wenig Schlaf, wird das unsere Stimmung nicht unbedingt heben. Beginnen wir aber, den kleinen Samen eines einzigen positiven Gedankens zu säen, erblüht irgendwann ein wunderschöner Garten in unserer Seele.

Und wenn Sie sich dabei ertappen, wie Sie über sich selbst negativ urteilen, versuchen Sie es mit folgendem Leitsatz, den Sie in Gedanken wiederholen:

Auch wenn ich jetzt schlecht über mich denke, ich bin auf dem Weg, dies zu ändern und mit mir Frieden zu schließen.

Nach der Geburt ist alles anders

Schwangerschaft und Geburt sind ein großes Abenteuer. Das empfindet vielleicht nicht jede Frau so, dennoch verändert sich während dieser Zeit einfach alles. Vor allem nach der Geburt ist nichts mehr, wie es vorher einmal war. Im Folgenden geht es um körperliche und emotionale Veränderungen während der aufregenden Zeit nach der Geburt.

Das vierte Trimester

Die ersten drei Monate nach der Schwangerschaft werden häufig als »viertes Trimester« bezeichnet. In dieser Zeit müssen viele Dinge neu koordiniert und geordnet werden. Für das neugeborene Kind ebenso wie für den Rest der Familie beginnt ein neues gemeinsames Leben. Häufig ist diese Zeit der Umstellung von einer Menge Stress und Unruhe begleitet. Schließlich ist von einer Sekunde auf die andere alles neu und anders – für alle Beteiligten. Das vierte Trimester ist als Annäherungsphase an die neuen Lebensumstände zu verstehen. Es dient der Gewöhnung an die Mutterschaft, an das neue Körpergefühl sowie an die veränderten Anforderungen allgemein. Der Körper muss sich regenerieren und es dauert oftmals eine Weile, bis sich die ganze Familie in einen entspannten, geregelten Tagesablauf eingefunden hat.

Jede Mutter macht dabei andere Erfahrungen, bei der einen klappt die Eingewöhnung rascher und reibungsloser als bei der anderen. Eine Sache aber betrifft alle Mütter gleichermaßen: Sie sind nun verantwortlich für ein kleines Lebewesen, das zunächst einmal vollständig von ihnen abhängig ist. Gleichzeitig hat man als Mutter wenig Einfluss darauf, wann das Baby Hunger hat, müde ist oder gerade Bauchschmerzen hat. Man hat jedoch Einfluss auf die *eigenen* Bedürfnisse, und um diese Bedürfnisse sollte man sich ebenso gewissenhaft kümmern wie um die Bedürfnisse seines Kindes. Denn je nach Schlaf-, Energie- und Entspannungsniveau geht es einem als Mutter besser oder schlechter bei der Bewältigung der neuen Aufgaben. Ist man ausgeruht, voller Energie und entspannt, kann man gelassener mit einem schreienden Baby agieren, als wenn man übernächtigt, ausgepowert und angespannt ist. Häufig überträgt sich auch die Stimmung der Mutter auf das Baby. Ist die Mutter ausgeglichen, ist es meist auch das Kind.

YOGI-TIPP: Schlafen Sie, wann immer Sie können. Ihr Schlaf sollte für Sie wichtiger sein als der Haushalt, die Wäsche oder E-Mails.

Veränderungen sind normal

Während sich der Fötus in den neun Monaten der Schwangerschaft zu einem Baby entwickelt, schafft der Körper Platz für das ungeborene Kind. Äußerlich sichtbar wird dies in einem stetig wachsenden Bauch, im Körperinneren passiert jedoch noch bedeutend mehr. Die Belastung, der unser Körper in dieser Zeit ausgesetzt ist, entspricht in ihrer Intensität beinahe der gleichen Belastung, als würden wir Marathon laufen – täglich. Dass der Körper nach der Geburt also nicht gleich wieder in seiner »alten« Form ist, ist völlig normal. Eine Hebammenweisheit besagt: Der Bauch braucht neun Monate, um sich dem heranwachsenden Leben anzupassen und dem Baby den Raum für Wachstum zu geben, und so braucht der Körper auch danach wieder mindestens neun Monate, um den Rückweg anzutreten.

Zugegeben, es gibt Frauen, denen man schon nach kürzester Zeit die Schwangerschaft kaum noch ansieht und die nach der Geburt innerhalb weniger Wochen scheinbar wieder »in Form« sind. Doch bevor man hier voreilige Schlüsse zieht und sich durch Vergleiche mit diesen Frauen zusätzlich unter Druck setzt, sollte man unterscheiden zwischen dem, was man sieht (den flachen Bauch), und dem, was sich im Körperinneren abspielt. Nehmen Sie zum Beispiel den Beckenboden: Dieser Muskel, der unten im Beckenraum sitzt und das Baby wie eine Hängematte im Becken hält, ist äußerlich nicht sichtbar. Nicht nur, dass er neun Monate lang das Gewicht des Babys getragen hat, während des Geburtsvorgangs musste er sich enorm dehnen. Nach der Entbindung ist er bei allen Frauen gleichermaßen beansprucht und braucht seine Zeit, bis er sich wieder zurückgebildet hat – das gilt auch für all diejenigen, die dem Anschein nach bereits sechs Wochen nach der Geburt wieder »ganz die Alten sind«.

Ebenso wurde die Bauchmuskulatur stark beansprucht. Der gerade Bauchmuskel dehnt sich während der Schwangerschaft zu den Seiten hin, um sich dem wachsenden Bauch anzupassen. Nach der Geburt sind die Bauchmuskeln sehr weich und »überdehnt«. Auch sie brauchen Zeit, um sich zurückzubilden.

Sie sehen also: All die körperlichen Veränderungen, die Sie an sich feststellen, sind absolut normal und betreffen jede Frau nach einer Geburt. Neben den körperlichen gibt es auch noch die hormonellen Veränderungen, die uns Mütter beeinflussen. Hiervon handelt der nächste Abschnitt.

Die Hormone

Während der Schwangerschaft sorgt der Körper der Frau für das ungeborene Kind. Bestimmte Hormone bereiten den Körper auf die Geburt vor, das Muskel- und Bindegewebe der Frau entspannen sich und werden weicher. So kann sich die Gebärmutter optimal ausdehnen und das Baby kann wachsen. Das Hormon Progesteron, das nun vermehrt produziert wird, um das Wachstum und die Durchblutung der Gebärmutterschleimhaut zu fördern, und das die Einnistung des befruchteten Eis überhaupt erst möglich gemacht hat, sorgt unter anderem auch dafür, dass sich die Brustdüsen auf den Milchabgang vorbereiten. Nach der Geburt sinkt der Progesteronspiegel wieder. Das wiederum ermöglicht die Rückbildung. Das Hormon Prolaktin, das schon während der Schwangerschaft gemeinsam mit dem Progesteron das Wachstum der Brustdrüsen angeregt hat, sorgt nun für die Milchbildung. Im Frühwochenbett (1. bis 10. Tag) wird allerdings nur die sogenannte Vormilch produziert. Durch regelmäßiges Anlegen des Kindes wird die Milchproduktion angeregt und es erfolgt nach ein paar Tagen der Milcheinschuss, der oftmals mit einem starken Spannungsgefühl in der Brust und deren Größenzunahme einhergeht. In der Regel passt sich die Brust dem Bedarf des Babys an und produziert genau so viel Milch, wie das Baby braucht. Im Spätwochenbett (11. bis 42. Tag) stellt sich der Körper allmählich wieder auf den Zustand »nicht schwanger« ein. Die Milchproduktion normalisiert sich und die Gebärmutter bildet sich auf ihre Ausgangsgröße zurück. Das Spätwochenbett endet sechs Wochen nach der Geburt.

Stress beim Stillen?

Manche Frauen entscheiden sich für, andere gegen das Stillen. Egal, welche Entscheidung Sie treffen, wichtig ist dabei einzig und allein, dass Sie selbst sich damit wohlfühlen. Es gibt Mütter, die das Stillen genießen und es als unkompliziert empfinden. Und es gibt Frauen, die beim Stillen große Schmerzen haben und entsprechend gestresst sind, wenn es um dieses Thema geht. Wenn Sie es innerlich ablehnen zu stillen oder es Sie jedes Mal enorme Überwindung kostet, bedeutet das am Ende nur Stress für Sie und Ihr Baby. Das wiederum fördert Milchstaus oder Brustentzündungen. Auch gibt es Mütter, die gar nicht stillen *können*, so oft sie es auch versuchen. Machen Sie sich bitte frei von gesellschaftlichen Erwartungen (oder den Erwartungen Ihrer Hebamme oder Ihrer Mutter oder wer auch immer Sie zum Stillen drängt). Ich habe am eigenen Leib erfahren, dass man solche Dinge nur für sich selbst entscheiden kann und dass man auf sein Gefühl statt auf andere hören sollte.

YOGI-TIPP: Setzen Sie sich bitte nicht selbst unter Druck und lassen Sie sich kein schlechtes Gewissen machen. Wenn es Ihnen gut geht, wird es auch Ihrem Baby gut gehen.

Babyblues und Depressionen

Die Schwangerschaftshormone nehmen nach der Geburt rapide ab. Durch dieses Hormonchaos kann es zum sogenannten Babyblues kommen, der sich meist in regelrechten »Heul-Tagen« äußert und wieder vorübergehen sollte, da sich der Hormonhaushalt mit der Zeit wieder normalisiert. Manche Mütter sind jedoch stärker von hormonellen Nebenwirkungen betroffen und leiden nach der Geburt unter sogenannten postpartalen Störungen. Während also die eine Mutter überglücklich und stolz dem ganzen Freundeskreis ihr Baby präsentiert, schließt sich eine andere Mutter heulend zu Hause ein.

Die Mutterschaft kann sehr anstrengend sein. Neben der überstandenen Schwangerschaft, die nicht für alle Mütter gleichermaßen problemlos verläuft, verlangt einem auch die Geburt viel Kraft und Energie ab. Die Erwartungen, die man an sich selbst stellt, sind oft sehr hoch, ganz zu schweigen von den Ansprüchen der Hebamme, des Partners und des Kindes selbst. Für viele Mütter ist zudem die Umstellung von der bisherigen Freiheit und Unabhängigkeit zum Muttersein nicht eben einfach, schließlich ist man plötzlich für einen anderen Menschen voll und ganz verantwortlich, und das rund um die Uhr. Und dieser Mensch fordert Aufmerksamkeit, fordert Fürsorge, egal, wie es der Mutter gerade geht. Hinzu kommen Verspannungen im Nacken und Rücken, Erschöpfung oder Müdigkeit, Konzentrationsschwierigkeiten und andere unangenehme Dinge. Kombiniert mit der Hormonumstellung, kann all dies Überängstlichkeit, begleitet von depressiven Verstimmungen, hervorrufen. Meist kommt es nach einigen Wochen von allein zu einer Besserung, manchmal jedoch halten die Verstimmungen an. Dies kann ein Hinweis auf eine beginnende postpartale Depression sein. In diesem Fall ist es dringend notwendig, seine Hebamme und den behandelnden Arzt ins Vertrauen zu ziehen und sich in die Hände von Fachleuten zu begeben.

Studien haben gezeigt, dass Yoga den Verlauf einer Therapie bei Depressionen positiv beeinflussen kann. Da wir im Yoga lernen, uns zu entspannen, Emotionen abzubauen und die Gedanken zu beruhigen, können sich lärmende Verspannungen lösen. Wir lernen, ruhig zu atmen und damit mehr Sauerstoff aufzunehmen. Außerdem erlangen wir durch die Übungen eine bessere Haltung, was zu einer selbstbewussteren inneren Einstellung führen kann. Yoga kann auch dabei helfen, Ängste abzubauen und das Nervenkostüm zu stärken. Sollten Sie den Verdacht hegen, unter einer postpartalen Störung zu leiden, sprechen Sie auf jeden Fall mit Ihrem Arzt, bevor Sie mit dem Yoga beginnen.

Emotionen

Auch wenn man nicht unter dem Babyblues oder einer postpartalen Störung leidet, ist die emotionale Achterbahnfahrt vermutlich eines der wichtigsten Themen, die eine junge Mutter begleiten. Während man vor der Schwangerschaft andere Mütter vielleicht noch für überfürsorglich hält und meint, dass man selbst alles ganz anders machen würde, treffen einen die Gefühle nach der Geburt mit voller Wucht. Es ist kaum zu beschreiben, was sich in dem Moment abspielt, wenn man sein Baby das erste Mal in den Armen hält. Sicher ist diese Erfahrung für alle Eltern ganz individuell und wir können hier nur für uns sprechen, aber die Gefühle und Gedanken, die einen durchfahren, wenn dieses kleine Wesen das erste Mal seine kleinen Finger um den eigenen Zeigefinger schließt, sind mit nichts auf dieser Welt zu vergleichen.

Ängste können sich einstellen, die man vorher überhaupt nicht kannte, und an die Stelle, an der zuvor der Blick nur auf sich selbst und den eigenen Partner gerichtet war, treten plötzlich grenzenlose Liebe und der Wunsch nach Fürsorge für das eigene Kind. Aus diesem Grund ist es nicht verwunderlich, dass die Beziehung zum Partner nach der Geburt erst einmal in den Hintergrund rückt. Dort, wo man sich zuvor über niemand anderen außer sich selbst Gedanken machen musste, wo man sich um niemanden außer sich selbst kümmern musste, wo Raum war für neue Erfahrungen, Sport, Arbeit, Freunde, Konzerte, romantische Abende, Essen gehen, Kino, Lesen und andere Dinge, ist plötzlich dieses kleine Wesen, das einen 24 Stunden in Beschlag nimmt. Wer sollte einen auf so etwas und die damit zusammenhängenden Gefühle vorbereiten? Und auf einmal versteht man auch seine eigenen Eltern, und das macht vielleicht am meisten Angst.

Die Umstellung von »allein und für sich selbst verantwortlich« zu »Mama sein«, »Papa sein« geschieht quasi von jetzt auf gleich. Auch während der Schwangerschaft ist man ja noch sehr unabhängig, auch wenn man das Baby immer bei sich trägt und auf gewisse Dinge dem Kind zuliebe verzichtet. Gerade wenn man zum ersten Mal schwanger ist, kann man während der Schwangerschaft immer noch fahren, wohin man will, kann am Wochenende aufstehen, wann man möchte, und tun, wozu man Lust hat. Mit dem Elternsein ändert sich das schlagartig. Sich mit seinem Partner und der Situation neu zu arrangieren, seine Beziehung und sich selbst neu zu definieren, dauert seine Zeit. Denn nun sind drei Energien am Werk, wo es zuvor nur zwei waren, und die Balance innerhalb der neuen Konstellation muss sich erst einpendeln.

Wenn Sie zu den Frauen gehören, die sich Gedanken darüber machen, dass bei ihnen nicht alles sofort zu 100 Prozent harmonisch läuft, wenn Sie neiderfüllt auf andere Mütter schielen, die zufrieden und überglücklich sind mit ihren entspannten Babys und den glücklichen Vätern an ihrer Seite, während Sie selbst am Stock gehen, Ihr Mann außer Sichtweite ist und Sie sich schrecklich fühlen, dann können wir Ihnen nur den Rat geben, das zu ignorieren. Es ist, wie es ist, und mit der Zeit werden auch Sie und Ihr Partner zu einer neuen Routine finden und irgendwann hat auch die Achterbahnfahrt der Gefühle ein Ende.

Meditation kann Ihnen dabei helfen, Ihre Gedanken zu ordnen, zu mehr Gelassenheit zu finden und sich innerlich von den Vergleichen mit anderen zu lösen. Aber auch einfache Atemübungen können das Chaos in Ihrem Inneren beruhigen. Lesen die den folgenden Abschnitt für mehr Ausgeglichenheit und Balance.

Achtsamkeitsmeditation im Alltag

Zum Entspannen und Meditieren ist es nicht unbedingt notwendig, sich in völlige Stille zurückzuziehen, und mit Baby oder Kleinkind ist dies meist gar nicht möglich. Auch Alltagstätigkeiten können einen geeigneten Rahmen zur Meditation darstellen – sofern es Ihnen gelingt, sich für einige wenige Augenblicke voll und ganz auf das einzulassen, was Sie gerade tun. Wenn Sie das nächste Mal Staub saugen, konzentrieren Sie sich ganz auf den Boden vor Ihnen, auf jeden Schritt, den Sie machen, auf die Beschaffenheit des Untergrundes, darauf, ob der Boden warm oder kalt ist, rau oder weich. Das gleiche Prinzip wenden Sie an, wenn Sie das Geschirr spülen, Ihr Kind stillen oder es in den Schlaf wiegen. Geben Sie sich selbst die Möglichkeit, für ein paar Augenblicke völlig »da« zu sein, ganz im Hier und Jetzt, ohne Gedanken an den bevorstehenden Kita-Termin oder Ähnliches. Schon nach wenigen Tagen werden sie feststellen, dass Sie insgesamt ruhiger und gefestigter sind und Ihren wechselhaften Emotionen nicht mehr schutzlos ausgeliefert.

Bewusstes Atmen für innere Ruhe

Atmen ist das Erste, was wir tun, wenn wir als Baby zur Welt kommen, und es ist das Letzte, was wir machen, wenn wir diese Welt wieder verlassen. Wenn man sich bewusst macht, dass man ohne den Atem keine zwei Minuten überleben könnte, es sei denn, man ist ein geübter Taucher, wird einem klar, wie wichtig der Atem für unser Leben ist.

Durchschnittlich atmen wir 20 000-mal pro Tag. Unser Atem hat dabei ganz unterschiedliche Aufgaben und steht auch mit den unterschiedlichen Systemen im Körper in Verbindung. Im normalen Alltag schenken wir den Handlungen, die sich ständig wiederholen, nur wenig Aufmerksamkeit. Da der Atem, wie viele Funktionen unseres Körpers, unterbewusst gesteuert wird, ist es auch nicht unbedingt notwendig, im Sinne von überlebenswichtig, sich auf das Atmen zu konzentrieren. Dennoch lohnt es sich, sich mit der Atmung zu beschäftigen. Denn Atmen bedeutet so viel mehr, als einfach nur Sauerstoff in die Lunge zu transportieren, um so die Zellen des Körpers mit Sauerstoff zu versorgen, auch wenn dies natürlich an erster Stelle steht. Wir können unseren Atem jedoch auch bewusst einsetzen, um entspannter, ruhiger und friedlicher zu werden.

Atmen geht immer

Ein bedeutender Yogi unserer Zeit sagte einmal: »Solange du atmen kannst, kannst du Yoga üben«. Egal, wie wir uns fühlen, selbst wenn wir vor lauter Erschöpfung kaum aus dem Bett kommen, wir können immer einen Moment liegen bleiben und uns für ein paar Minuten unserer Atmung widmen. Und damit üben wir bereits Yoga, auch wenn Bewegung, beispielsweise in Form eines Sonnengrußes, im Moment noch »zu viel« ist. Denn wir sind in diesem Moment ganz bei uns selbst, bei unserem Atem. Der Atem kann uns in diesem Moment dabei helfen, mehr Energie zu spüren, wacher zu werden oder uns einfach besser zu fühlen.

Ich kann mich noch gut daran erinnern, dass ich als junge Mutter Tage hatte, an denen ich morgens partout nicht aufstehen, mich nicht bewegen wollte. Ich war so übermüdet, dass allein der Gedanke an das, was vor mir lag, heftige Fluchtreflexe auslöste. Und dass ich mich dann auch noch dazu motivieren sollte, auf die Matte zu gehen und einen Sonnengruß zu machen, kam mir einfach nur lächerlich vor. Wann immer ich diese inneren Widerstände gespürt habe, hat mir der Atem geholfen. In solchen Momenten lag ich mit meinem Kind im Bett, habe tief und ruhig geatmet, mich auf die Ein-

und Ausatmung konzentriert und dabei meine Beckenbodenübungen gemacht. Das hat mir so viel Energie gegeben, dass ich entspannt in den Tag starten und später am Tag sogar noch auf die Matte gehen konnte.

Manchmal ist es gut, sich nicht zu viel vorzunehmen und klein anzufangen. Das »Mehr« kann sich daraus immer noch entwickeln. Das ist besser, als sich von vornherein das große Programm aufzuhalsen und resigniert aufzugeben, weil man merkt, dass man keine Zeit und keine Kraft dafür hat. Freuen Sie sich also, wenn Sie den Tag mit bewusstem Atmen im Bett starten und dabei noch ein paar Beckenbodenübungen im Liegen oder im Bett sitzend schaffen. Das ist mehr, als die meisten Mütter während ihres Alltags bewerkstelligen können.

Unsere Atemmuster

Wenn wir uns unseren Atem genauer anschauen und über den Tag beobachten, stellen wir fest, dass sich Atemtiefe und -frequenz, je nach Situation und Tätigkeit, verändern. Bewegen wir uns zum Beispiel schneller, weil wir mit unserem Kinderwagen zum Bus laufen oder im Park eine Bank zum Stillen erreichen wollen, während das Baby schon schreit, brauchen die Muskeln mehr Sauerstoff, um in den Zellkraftwerken (den Mitochondrien) Energie bereitzustellen. In der Folge steigen die Atem- und die Herzfrequenz an. Wenn wir an das schnelle Schritttempo nicht gewöhnt sind, kommen wir »außer« Atem.

Die Atmung verändert sich jedoch nicht nur bei körperlichen, sondern auch bei psychischen Herausforderungen. Sind wir angespannt, weil das Baby sich – egal, was wir tun – einfach nicht beruhigt, kann der Atem sehr flach werden. Erschrecken wir, weil wir gefühlt vier Stunden durchgeschlafen haben, ohne etwas von unserem Baby zu hören, halten wir einen Moment lang die Luft an, bis wir sehen, dass mit dem Baby alles in Ordnung ist. Sind wir aufgeregt, weil unser Baby anfängt, sich zu drehen, und wir uns freuen, wird unser Atem unbewusst schneller.

So gewöhnt sich jeder Mensch durch bestimmte Situationen im Verlauf seines Lebens seine ganz eigenen Atemmuster an. Je nachdem, in welcher Lage wir uns befinden, nimmt der Körper automatisch bestimmte Atemfrequenzen ein. Entspannen wir uns auf der Couch in dem Bewusstsein, dass das Baby schläft und wir einige Stunden Ruhe haben, atmen wir nach einem tiefen Atemzug lange aus und werden ruhig. Was bedeutet das nun in Bezug auf unseren Alltag mit unserem Baby?

Ein Beispiel aus unserer Praxis

Sabine hat vor ihrer Schwangerschaft im Büro gearbeitet. Sie hatte viel Stress in ihrem Job und musste viel und lange am Schreibtisch sitzen. Durch die gekrümmte Haltung am Schreibtisch gewöhnte sie sich an, flach zu atmen. Die gebückte, »schützende« Haltung nahm sie unbewusst auch deshalb ein, damit sie emotional nicht angreifbar war. In ihrem Job unter vielen Männern ging es manchmal in der Kommunikation sehr rau zu. Zudem stand sie oft unter Zeitdruck und musste beispielsweise des Öfteren eine Präsentation bis zu einer bestimmten Uhrzeit fertigstellen. Ängste, nicht rechtzeitig fertig zu werden, gesellten sich dazu. War die Präsentation endlich fertig, konnte sie sich zurücklehnen und einen tiefen Atemzug nehmen. Der Druck ließ nach und sie fühlte sich etwas besser, ihre Körperhaltung entspannte sich. Der Gedanke jedoch, die Präsentation dann auch vortragen zu müssen, ließ sie wieder etwas angespannter und unruhiger sein. Im nächsten Moment nahm sie wieder die gebeugte Haltung ein, um die Präsentation noch einmal durchzugehen.

Wie koppelt Sabines System das Atemmuster? Sie ist nach vorne gebeugt, hat vielleicht Angst zu versagen, hat Zeitdruck und Stress, ist emotional verschlossen – und dabei atmet sie flach. Diese Haltung schützt sie vor einem emotionalen »Angriff«, falls die Präsentation nicht gut ankommt. Sie geht in eine Schutzhaltung und ihr System schützt sie vor Verletzungen. Stress und flacher Atem wurden für ihr System eins.

Später, als frischgebackene Mutter, hat dieses Atemmuster nun einen umgekehrten Einfluss auf sie. Sabine sitzt in ähnlich krummer Haltung wie am Schreibtisch in einer Stillkabine im Kaufhaus und stillt ihr Baby. Eigentlich wollte sie nur kurz einen Spaziergang in der Stadt machen, aber ihr Baby hatte außer der Reihe Hunger. Sie ist müde und steht etwas neben sich, weil die Nacht nicht besonders erholsam war. Sie sinkt in sich zusammen, weil sie sich nicht wohlfühlt, ihr System registriert die Haltung und setzt nun mit der gewohnt flachen Atmung ein. Ihr Gehirn gleicht das mit ähnlichen Erfahrungen ab und sendet über Botenstoffe Warnsignale, dass die Situation möglicherweise gefährlich ist und es gut wäre, sich auch emotional zu verschließen, um sich vor Angriffen zu schützen. Es gesellt sich die Stimmung hinzu, die ihr System mit dem flachen Atem koppelt. Sie fühlt sich gestresst und weiß eigentlich gar nicht, warum. Gleichzeitig macht sie sich Gedanken darüber, was mit ihr los ist. Eigentlich mag sie das Stillen, aber manchmal will es nicht so recht klappen. Wenn es jetzt mit dem Stillen tatsächlich nicht so klappt, kommen noch Versagensängste hinzu – ähnliche Gefühle also wie vor dem Halten der Präsentation. Sie möchte nur das Beste für ihr Baby, dadurch versucht sie, alles gut und richtig zu machen. Sie fühlt sich unter Druck gesetzt. Am liebsten will sie nach Hause und wird ungeduldig, weil sie nicht selbst kontrollieren kann, wie lange das Stillen noch dauert. »Stress und Stillen« sind jedoch keine gute Kombination.

Durch Yoga lernt Sabine, in verschiedenen Haltungen ihren Atem zu beobachten und sich auf einen tiefen Atem zu konzentrieren. Dadurch verändert sich ihr Atemmuster ganz von allein. Sie bemerkt nun, dass ihr Atem beim Stillen manchmal flach wird und dass dies Einfluss auf ihre Stimmung hat. Sie verändert ihre Atmung beim Stillen und achtet darauf, tief und ruhig zu atmen. Das hilft ihr, gelassen und geduldig zu bleiben.

An Sabines Beispiel kann man gut erkennen, wie sowohl äußere Einflüsse unseren Atem bestimmen können als auch der Atem einen Einfluss auf die eigene Stimmung haben kann. Beides ist möglich. Durch Bewusstmachung unserer Atemmuster können wir etwas durch diese Wechselwirkung verändern. Es gibt Atemübungen und -techniken, die uns entlasten. Die tiefe Bauchatmung zum Beispiel ist eine Atemtechnik, die uns runterholt und uns entspannt. Dabei ist es wichtig, aufmerksam zu sein für die Situationen, die uns stressen. Sobald Sie bemerken, dass Ihr Stresspegel steigt, können Sie einschreiten. Wenn Sie erst einmal völlig von der Stresssituation absorbiert sind, können Sie meist nicht so schnell umschalten und geraten unter Umständen in eine Reaktionsschleife, die Sie nicht mehr unterbrechen können. Insbesondere wenn Sie müde und erschöpft sind.

Beobachten Sie sich selbst und Sie werden schnell feststellen, welche Situationen Sie auf »die Palme« bringen und wann Sie sich bereits durch kleinste Auslöser gestresst fühlen. In einer solchen Situation ist es ratsam, sofort Ihren Atem zu überprüfen. In den meisten Fällen nehmen Sie dabei auch eine für Sie eigene »Atem-Stress-Haltung« ein. Wenn Sie es dann schaffen, tief und langsam in den Bauch zu atmen und sich dabei für eine bis zwei Minuten aufrecht und entspannt hinzusetzen, werden Sie das Wunder erleben, sich trotz Stress ruhiger und gelassener zu fühlen.

YOGI-TIPP: Achten Sie auch beim Stillen oder bei anderen Gelegenheiten im Alltag auf Ihren Atem. Setzen oder legen Sie sich beim Stillen bequem hin, ohne im Brustkorb einzusinken. Beobachten Sie Ihre Gedanken und atmen Sie tief und ruhig. Auch in anderen Alltagssituationen können Sie mental Yoga üben, indem Sie auf einen ruhigen Atem und eine aufrechte Haltung achten.

Die Atmung im Yoga

Selbst wenn es Ihnen nicht möglich ist, sich im Alltag Ihre Haltung bewusst zu machen, ist das nicht schlimm. Es ist ungewohnt, sich selbst zu beobachten, und ich kann absolut nachvollziehen, wenn einem das in einer ohnehin turbulenten Zeit zu viel wird. Die Selbstbeobachtung soll Ihnen helfen und Sie nicht zusätzlich stressen. Allein dadurch, dass Sie Yoga üben und beim Üben in den verschiedensten Haltungen tief und ruhig atmen, verändert sich Ihr Atemmuster ganz von allein.

Durch die Beobachtung der Atmung im Yoga können Sie feststellen, wann eine Übung Sie im normalen Maß anstrengt und wann diese Sie *über*anstrengt. Ihr Atem sollte beim Üben ruhig und gleichmäßig fließen. Möglicherweise wird der Atem während einer Übungseinheit schneller, dann achten sie darauf, gleichmäßig und tief weiterzuatmen. Wird die Übung für Ihren Körper und Ihren Geist zu herausfordernd, halten Sie automatisch die Luft an und können vielleicht nicht mehr gleichmäßig atmen. Daran erkennen Sie, dass Sie die Übung modifizieren sollten.

Wenn wir die ganze Yogapraxis lang darauf achten, tief und gleichmäßig zu atmen, können wir viele unserer gewohnheitsmäßigen Atemmuster aushebeln. Jede Asana, also jede Übung, löst in uns eine emotionale Reaktion aus. Die meisten Menschen haben eine Lieblingsübung. Für mich ist das der Schwan. Während ich stundenlang im Schwan liegen kann, weil ich mich darin so wohlfühle, findet mein Mann diese Übung schrecklich. Während mein Atem in dieser Übung automatisch tief und ruhig ist, wird mein Mann unruhig und nervös und fängt an, schneller zu atmen. Diese Übung ist für ihn sozusagen perfekt, da er hier üben kann, in einer für ihn unbequemen Haltung tief und ruhig zu atmen. Bei ihm sind es meist die sehr entspannenden Positionen, die er als anstrengend empfindet. Mir wiederum fallen all die Yogaübungen schwer, in denen ich Kraft einsetzen muss. Hier beginne ich, schneller zu atmen. Ich mag zum Beispiel das Brett im Sonnengruß gar nicht und fühle mich darin rasch unwohl. Für mich ist entsprechend das Brett mein »Übungsfeld«, um zu lernen, ruhig zu bleiben, auch wenn es mal anstrengend wird. Gerade die Übungen, die wir als weniger angenehm empfinden, bieten uns die Möglichkeit, bestimmte angelernte Reaktionsmuster aufzulösen.

Hat man das geschafft, überträgt sich die positive Reaktion umgehend auf den Alltag. In einer Situation, die ich als unangenehm empfinde, kann ich plötzlich bewusst tief atmen und dadurch die begleitenden negativen Gefühle auflösen. Ganz so, wie wenn ich mich in der Bretthaltung auf meine Atmung zurückbesinne. Gerade als Mutter ist man ständig emotional herausfordernden Situationen ausgeliefert. Unser Kind schafft es, Knöpfe in uns zu drücken, die wir vorher nicht einmal kannten. Nun können wir uns stressen lassen und uns als Spielball des Lebens fühlen, der von einer unangenehmen Situation in die nächste katapultiert wird. Oder aber wir nehmen die Herausforderung an und nutzen Yoga, um unsere antrainierten Reaktionen langfristig zu verändern.

Praktische Atemübungen für zu Hause oder unterwegs

Die beiden nachfolgenden Atemübungen können Sie zu Hause üben, aber auch unterwegs im Bus, im Café oder auf einer Bank im Park. Je nachdem, wo Sie am besten ein paar Minuten ungestört sitzen können.

Die Bauchatmung

Diese Übung entspannt den Geist und nimmt die Spannung aus dem Körper. Sie können einige Atemzüge lang ganz für sich sein und sich selbst wieder spüren. Danach fühlen Sie sich ruhig, entspannt und ausgeglichen. Die tiefe Bauchatmung vermittelt dem Körper das gleiche Gefühl, wie wenn Sie sich nach einem anstrengenden Tag mit einem tiefen Atemzug auf die Couch sinken lassen.

DIE TIEFE BAUCHATMUNG IN DER PRAXIS

- Setzen Sie sich gerade und aufrecht hin. Entweder auf den Boden, auf ein Kissen oder einen Stuhl. Wichtig ist, sich nicht anzulehnen, sondern sich aus der Wirbelsäule heraus aufzurichten, indem das Brustbein zur Decke strebt und die Schultern entspannt bleiben.
- Legen Sie nun beide Hände auf den Bauch unterhalb des Bauchnabels. Es reicht auch, nur eine Hand aufzulegen, oder Sie üben ohne Hände, wenn Sie unterwegs sind. Wenn Sie mögen, schließen Sie die Augen. Atmen Sie nun tief in den Bauch hinein ein und langsam und vollständig wieder aus. Atmen Sie so tief, dass sich mit der Einatmung die Bauchdecke deutlich hebt und sich in die Hände hineinschmiegt und sich mit der Ausatmung wieder senkt. Beobachten Sie diese sanfte Bewegung. Wenn Sie das Meer mögen, können Sie sich vorstellen, wie sich eine Welle an den Strand spült und sich wieder zurückzieht. Genauso sanft bewegt sich der Bauch bei der Atmung. Vor und zurück, vor und zurück …
- Mit jeder Ausatmung entspannen Sie Ihre Schultern, lassen sie nach unten sinken – und die innere Anspannung lässt nach. Beobachten Sie den Atem, wie er durch die Nase einströmt, vielleicht spüren Sie einen leichten Luftzug in den Nasenflügeln. Ihr Atem strömt weiter durch den Rachen in Ihre Lun-

gen, die ganz weit werden. Der Nabel wölbt sich vor. Mit der Ausatmung strömt der Atem zurück. Von der Nase zum Nabel, vom Nabel zur Nase. Lassen Sie die Aufmerksamkeit von der Nase zum Nabel und zurück wandern. Nach einigen Minuten können Sie zu Ihrem normalen Atemrhythmus zurückfinden und die Augen öffnen.

Die Wechselatmung – Nadi Shodhana

Vielleicht haben Sie bereits einmal von der sogenannten Wechselatmung gehört (auch Nadi Shodhana oder auch Anuloma Viloma genannt). Die Wechselatmung zählt zu den klassischen Atemübungen des Pranayama (Atem-Yoga). Nach traditioneller Definition ist Pranayama ein von den Asanas, also den Körperhaltungen, getrennt geübter Schritt – er hat nichts mit dem bewussten Atmen während der Asana-Praxis zu tun. Eine Ausnahme stellt der Ujjayi-Atem dar, einer der wenigen Pranayamas, die gemeinsam mit den Körperhaltungen geübt werden können. Die Wechselatmung erhöht die Lungenkapazität und hilft dabei, den Atem zu kontrollieren. Außerdem fördert sie die Konzentration und schenkt mehr innere Ruhe und neue Kraft, wenn Sie sich erschöpft fühlen. Auf energetischer Ebene reinigt diese Übung die sogenannten Prana-Kanäle. So kann die Lebensenergie besser fließen. Üben Sie die Wechselatmung nicht bei Fieber, Erkältungen oder einem grippalen Infekt.

DIE WECHSELATMUNG IN DER PRAXIS

- Setzen Sie sich gerade und aufrecht hin. Wiederholen Sie erst einmal die tiefe Bauchatmung für ein paar Atemzüge. Wenn Sie sich ruhiger fühlen und bei Ihrer Atmung angekommen sind, können Sie mit der Atemübung beginnen.
- Legen Sie die linke Hand entspannt in den Schoß. Beugen Sie Zeige- und Mittelfinger der rechten Hand, Daumen, Ringfinger und kleiner Finger der rechten Hand sind gestreckt. Diese Handhaltung nennt sich »Vishnu Mudra«.
- Halten Sie die rechte Hand mittig vor Ihre Nase. Verschließen Sie nun mit dem Daumen das rechte Nasenloch und atmen Sie durch das linke Nasenloch drei bis vier Sekunden lang ein.
- Verschließen Sie mit dem Ringfinger das linke Nasenloch und atmen Sie durch das rechte Nasenloch drei bis vier Sekunden lang aus.
- Atmen Sie, ebenfalls durch das rechte Nasenloch, drei bis vier Sekunden ein.

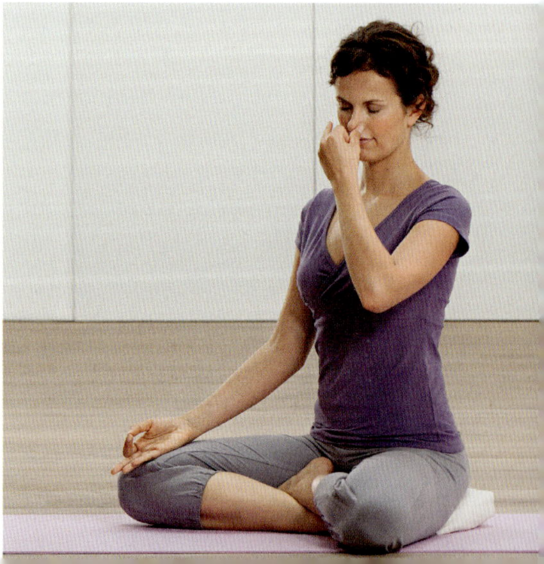

- Verschließen Sie das rechte Nasenloch, öffnen Sie das linke und atmen drei bis vier Sekunden lang aus.
- Beginnen Sie den Atemzyklus von vorne und wiederholen Sie ihn nach Belieben fünf- bis zehnmal.

Die ozeanische Atmung – Ujjayi

Die folgende Atemübung hilft, die Gedanken bewusst zur Ruhe zu bringen. Üben Sie die sogenannte Ujjayi-Atmung, werden Sie feststellen, dass Sie sich auf nichts anderes mehr konzentrieren können. Sie werden schlichtweg nicht an die Wäsche, den Haushalt oder E-Mails denken. Somit hilft diese Übung wunderbar dabei, im Kopf den »Aus-Schalter« zu betätigen. Ein jedes Gefäß, das man fortwährend füllt, quillt irgendwann einmal über. So ist es auch mit unserem Geist. Diese Atemübung ist ein wundervolles Werkzeug, um das »Gefäß da oben« zu entleeren. Praktizieren kann man die Übung im Sitzen, im Stehen, aber auch direkt während der Yogaübungen. Während der Yogapraxis hilft diese Atemübung, sich besser zu konzentrieren und noch mehr Energie im Körper aufzubauen.

DER UJJAYI-ATEM IN DER PRAXIS

- Setzen Sie sich gerade und aufrecht hin. Wiederholen Sie erst einmal die tiefe Bauchatmung für ein paar Atemzüge. Wenn Sie sich ruhiger fühlen und bei Ihrer Atmung angekommen sind, können Sie mit der Atemübung beginnen.
- Lassen Sie den Mund ein wenig geöffnet und stellen Sie sich vor, Sie würden einen Spiegel anhauchen. Dabei verengt sich automatisch die Luftröhre ein wenig, so, als würden Sie flüstern. Es entweicht ein leises »Haaaaa« beim Ausatmen. Wiederholen Sie das bitte einige Male mit dem Ausatmen.
- Versuchen Sie nun, das sanfte »Haaaaa« auch mit in die Einatmung einzubeziehen. Wichtig ist, die Kehle nicht so eng zu machen, dass Sie kaum noch Luft bekommen, sondern nur ein wenig, sodass Sie noch gut ein- und ausatmen können. Üben Sie das so lange, bis Sie sich sicher damit fühlen.
- Aktivieren Sie nun den Bauch unterhalb des Nabels, stellen Sie sich hierfür einen Reißverschluss vor, den Sie wie bei einer etwas zu engen Jeans zuziehen möchten. Sie atmen nun mehr in den Brustkorb. Wenn Sie nach einer Weile gut mit dem »Haaaaa« zurechtkommen, können Sie den Mund schließen und den Atem durch die Nase führen. Die Verengung im Luftkanal bleibt und Sie hören ein sanftes Rauschen Ihres Atems im Ohr. Diesen Ton nennt man Ujjayi-Ton. Die Konzentration auf diesen Ton lässt die Alltagsgedanken verschwinden und Stille kehrt im Inneren ein.

Eine Frage der Energie

Jeder von uns kennt die folgende Aussage: »Ich habe heute keine Energie.« Das bedeutet: Jeder Mensch hat ein Gefühl für sein Energieniveau. Ebenso hat jeder Mensch ein Gefühl für seinen Entspannungsstatus. Die Aussage »Ich bin total verspannt« kann sich auf den verspannten Nacken beziehen, aber auch auf den ganzen Körper. Viel Kopfarbeit oder auch viele Sorgen und Gedanken, die um das Kind kreisen, können zu inneren Spannungen und damit auch zu einem allgemeinen Gefühl der Verspannung führen.

Im *Yoga nach der Schwangerschaft* geht es darum, den Körper zu energetisieren und gleichzeitig zu entspannen. Wir gleichen im Yoga unseren durch den Alltag durcheinandergeratenen Energiefluss im Körper aus und bauen gleichzeitig die Energie genau dort wieder auf, wo sie fehlt. Die Energien in unserem Inneren fließen durch die Übungen wieder gleichmäßig und energetisieren auch die Regionen im Körper, die durch die Schwangerschaft und Geburt vernachlässigt bzw. »ausgelaugt« wurden. Zudem arbeiten wir daran, unsere Alltagsgedanken zur Ruhe zu bringen und damit auch unsere geistigen Energien auszubalancieren. Damit bringen wir Körper und Geist in eine harmonische Grundenergie, die die Basis für unser Wohlbefinden darstellt.

Der Hauptgrund dafür, warum die Energie nach der Geburt so rapide abnimmt: Mit der Geburt, die die größte »Ausscheidung« im Körper darstellt, verlässt alle bis dahin im Unterleib für diesen Vorgang gesammelte Energie den Körper (siehe auch S. 45). Fühlen Sie sich auch noch Monate nach der Geburt müde und schlapp, dann liegt es häufig daran, dass Sie die durch die Geburt verlorene Energie nicht wieder aufgebaut haben und die Energie nicht im Körper halten können, sondern immer wieder aufs Neue Energie verlieren. Wir können durch Yoga unsere Energie zwar aufbauen, wenn wir jedoch den Teil im Körper nicht mit einbeziehen, der die Energie im Körper hält, haben wir kaum eine Chance, zu unserem vollen Energieniveau zurückzufinden. Auch wenn also auf der körperlichen Ebene scheinbar alles wieder »beim Alten« ist, muss dies auf energetischer Ebene noch lange nicht der Fall sein. Maßgeblich beteiligt an einem energetischen Energieverlust ist unser Beckenboden.

Energieverlust lässt grüßen

Nach der Geburt braucht es wie gesagt eine Weile, bis sich der Energiehaushalt stabilisiert hat. Ist man im Rückbildungskurs die Hälfte der Zeit mit Stillen beschäftigt oder nimmt man gar nicht erst daran teil, versäumt man den Wiederaufbau des Beckenbodens und damit des Muskels, der einen so entscheidenden Einfluss auf die Harmonisierung des Energiesystems und damit unser Wohlbefinden hat. Sie fragen sich jetzt vielleicht: Was sollen Muskeln mit meinem Energiehaushalt zu tun haben? Genau diese Zusammenhänge möchten wir Ihnen im Folgenden erläutern. Machen Sie sich bitte keine Sorgen, wenn Sie bereits mehrere Kinder haben und keine Möglichkeit für die Rückbildung hatten. Man kann alles nachholen mit der Zeit. Machen Sie folgenden Satz zu Ihrem persönlichen Leitsatz:

Egal, wie ich mich im Moment fühle, ich bin auf dem Weg zu mehr Energie und einer entspannten Haltung.

Prana – unsere Lebensenergie

Die ayurvedische beziehungsweise yogische Energielehre ist 5000 Jahre alt. Sie beschreibt bestimmte Energieformen, die den Körper durchströmen. Diese Energieformen versorgen verschiedene Bereiche im Körper. Allgemein werden diese Energieformen unter dem Begriff *Prana* zusammengefasst, der so viel bedeutet wie Lebensenergie. Diese Energie steht hinter unserer Lebenskraft, die alle Lebewesen durchdringt. Wir nehmen Prana durch unseren Atem und durch die Nahrung auf. Über unsere Energiebahnen verteilt sich die Energie im Körper.

Die Vayus

Prana wird, je nach physiologischer Wirkung, in fünf Erscheinungsformen, sogenannte Vayus, unterteilt. Nach der Lehre des Ayurveda ist der physische Körper allein nicht funktionsfähig, sondern wird erst durch Prana lebendig. Die Energie tritt über den Atem in unseren Körper ein, reguliert die Funktionen des Körpers und verlässt den Körper auf verschiedene Weise. *Vayu* bedeutet »Wind« und beschreibt zum Beispiel die Energie hinter dem Atemsystem.

Nach der Schwangerschaft beklagen viele junge Mütter Energie- und Antriebslosigkeit. Die Wissenschaft kann das zum Teil erklären, zum Teil aber auch eben nicht. Deswegen war für uns die Arbeit mit der Energielehre des Yoga gerade in Bezug auf die Zeit nach der Schwangerschaft und den damit zusammenhängenden Energieverlust sehr erhellend. Während auf körperlicher Ebene die Asanas im Yoga helfen, den Körper zu stabilisieren und die Entspannungsfähigkeit zu fördern, werden auf energetischer Ebene durch Yoga nach der Schwangerschaft die Vayus, die Energieformen von Prana, im Körper aufgebaut. Jedes Vayu hat dabei eine feste Aufgabe im Körper.

1. Prana Vayu

Das Prana Vayu befindet sich im Gehirn und die Bewegungsrichtung dieser Energie verläuft von oben nach unten. Die Intelligenz sowie das Nervensystem sind davon abhängig. Zudem regelt es die Einatmung und den Schluckvorgang. Durch dieses Prana werden Energien in den Körper hineingelenkt. Ebenso ist das Prana Vayu für die Verteilung der Energie im Körper zuständig. Wird Prana Vayu auf Kosten von Apana Vayu (siehe Vayu Nr. 5) vernachlässigt, kann es zu Verteilungsstörungen der Energien kommen. Dies kann sich in einem Gefühl der Unausgeglichenheit äußern. Es kann zum Beispiel das Gefühl auftreten, nicht ganz bei sich zu sein. Viele Mütter berichten uns, dass sie sich nicht wie »sie selbst« fühlen. Das eigene Körpergefühl ist verändert und fühlt sich unharmonisch an. Gleichen wir das Prana Vayu durch Yoga wieder aus, fühlen sich die Mütter wieder »ganz« und ausgeglichen. Sonnengrüße eignen sich hervorragend dafür, die Energie wieder zu harmonisieren (siehe ab S. 88).

2. Vyana Vayu

Vyana Vayu sitzt im Herzen und wirkt von hier aus durch den ganzen Körper. Es regelt den Kreislauf und ist für Bewegung und Muskulatur zuständig. Haben wir im Vyana Vayu zu wenig Energie, kann das dazu führen, dass wir uns träge fühlen und unser Kreislauf in die Knie geht. Während der Schwangerschaft auftretende Kreislaufprobleme können damit zusammenhängen, dass die Energie im Apana Vayu auf Kosten dieses Vayu nach unten gelenkt wird. Nicht selten kommt es vor, dass Frauen mit ihren Babys zum Yoga kommen und sich, kaum im Studio angelangt, erst einmal setzen müssen, weil der Kreislauf schlappmacht. Durch einen harmonischen Ausgleich im Yoga kann sich der Kreislauf wieder stabilisieren und das Gefühl der Schlappheit weicht. Die Energie wird nach »oben« gelenkt, wodurch sich die Mütter energiegeladen und wach fühlen können. Stärkende Standhaltungen und auch ausgleichende Balanceübungen können die Energie wieder nach oben und den Kreislauf in Schwung bringen.

3. Samana Vayu

Samana regelt mit seinem Sitz im Bauchraum die Vorgänge im Dünndarm. Dieses Vayu wirkt somit auf das Verdauungssystem. Wird Samana Vayu abgebaut, kann es zu Verdauungsstörungen während der Schwangerschaft kommen. Viele Mütter kennen das Problem von unangenehmem Aufstoßen oder Magendruck. Ebenso können bestimmte Nahrungsmittel plötzlich nicht mehr so gut verdaut werden oder werden nicht gut vertragen. Auch hier kann Yoga helfen, die Verdauung wieder in Schwung zu bringen. Ratsam ist die Kombination von Vorbeugen mit Rückbeugen. Auch Drehhaltungen sollten in das Yogaprogramm aufgenommen werden.

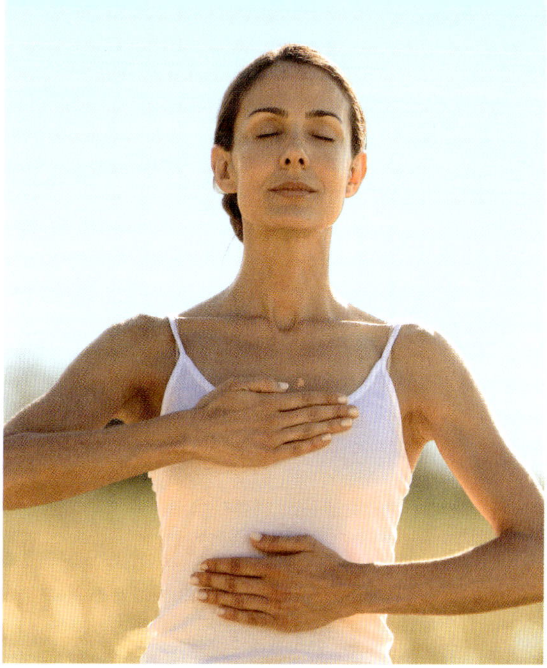

Ist das Udana Vayu noch nicht vollständig wiederaufgebaut, können Meditationen, Konzentrations- und Entspannungsübungen dabei helfen, die Energie wieder auszugleichen.

4. Udana Vayu

Dieses Vayu befindet sich im Hals und ist für das Sprechen und die Energie des Willens, unsere Leistung und das Gedächtnis verantwortlich. Baut sich das Udana Vayu ab, um das Apana Vayu aufzubauen, kann es zu den typischen Schwangerschaftsdemenz-Erscheinungen kommen. Die Schwangere ist vergesslich und zerstreut. Unsere Kursteilnehmerinnen berichten oft schon während der Schwangerschaft davon, sich etwas »verpeilt« zu fühlen. Sie machen sich Gedanken, ob das wohl normal ist. Wir können sie beruhigen, denn es ist absolut normal. Auch nach der Schwangerschaft kann dieser Zustand noch eine Weile anhalten. Das liegt jedoch nicht nur daran, dass man jetzt Mutter ist oder zu wenig schläft, sondern auch daran, dass das Udana Vayu noch nicht vollständig wiederaufgebaut ist. Yoga kann hier zu mehr Klarheit, Weitblick und sogar besserem Sehvermögen führen. Konzentrations- sowie Entspannungsübungen können dabei helfen, die Energie hier wieder auszugleichen. Auch Meditationen entspannen den Geist und bringen die Alltagsgedanken zur Ruhe. Die Meditation muss nicht sitzend stattfinden, sondern kann auch in Bewegung erfolgen. Eine meditative Yogapraxis schafft mehr Raum für mehr Energie in diesem Bereich.

5. Apana Vayu

Dieses Vayu schließlich sitzt im Bauch und regelt alle nach unten gerichteten Ausscheidungen wie Stuhl, Urin und eben auch die Geburt. **Apana Vayu baut sich auf Kosten der anderen Vayus während der Schwangerschaft auf.** Während der vergangenen neun Monate hat sich also das Verhältnis der Prana Vayus im Körper deutlich verändert. Dadurch, dass durch die Geburt die aufgebaute Energie den Körper verlässt, verringert sich nicht nur das Apana Vayu, sondern auch das Gesamtenergieniveau im Körper. Das hat Auswirkungen auf alle fünf Prana-Formen und verändert unser Energieniveau nachhaltig. Nicht umsonst sprechen Yogis von der Geburt als »dem Vorgang mit dem größten Energieverlust« im menschlichen Körper.

In der Zeit nach der Geburt benötigt der Körper sehr viele Ruhe und einen durch

Yoga herbeigeführten Ausgleich des Energiesystems. Dies kann wahre Wunder hinsichtlich des Wohlbefindens der jungen Mutter bewirken. Wichtig ist jedoch bei all dem, sich nicht zu überfordern, da der Körper auch hier die Energie benötigt, um die Vayus wieder in Harmonie zueinander zu bringen. Fängt eine Frau zu früh an, sich sportlich zu betätigen, kann sie dem Körper die dafür benötigte Energie entziehen und es kann bis zu zwei Jahre dauern, bis das Gesamtenergieniveau wieder ausgeglichen ist und harmonisch zusammenspielt. Übt man jedoch regelmäßig und in einem für sich passenden Rahmen Yoga, kann sich das Energiesystem Schritt für Schritt harmonisieren und wieder aufbauen.

Energie wieder aufbauen

Wie zuvor beschrieben, kann Yoga maßgeblich dabei helfen, die Energie wieder anzuheben und auch im Körper zu halten. Dafür müssen wir den Teil in uns stärken, der die Energie im Körper hält. Und dafür ist wie gesagt der Beckenboden maßgeblich verantwortlich. Wenn man sich anschaut, wo der Beckenboden sitzt, kann man einen direkten Zusammenhang zwischen der Geburt und dem daraus resultierenden Energieverlust erkennen. Dabei kann man sich den Beckenboden wie einen »Verschluss« oder eine Tür vorstellen, die sich für die Geburt weit öffnet. Bleibt der Beckenboden nach der Geburt weiterhin schlaff, bleibt die Tür quasi immer einen Spalt weit offen, wodurch die sich neu aufbauende Energie nicht aufsteigen kann, sondern weiterhin aus dem Körper austritt.

Viele Mütter beschäftigen sich (neben ihrem Baby) hauptsächlich mit ihrer Jeansgröße, ihrem Gewicht und anderen Äußerlichkeiten, dabei ist das Energiesystem unserer Meinung nach die Basis für alles. Wenn man zum Beispiel energetisch nicht ausgeglichen ist, ist ein Gewichtsverlust nicht möglich, da es leicht passieren kann, dass man die energetische Disharmonie mit Essen ausgleicht. Da man Prana auch über die Nahrung aufnimmt, ist es logisch, den Energieverlust mit Essen zu kompensieren. Ebenso ist es eventuell nicht möglich, sich regelmäßig zu bewegen, da die Energie dafür fehlt. Wenn also die Ursache für all diese Probleme nicht behoben ist, arbeitet man immer nur an den Symptomen, die sich daraus ergeben. Bauen Sie Ihren Beckenboden auf, harmonisieren Sie durch Yoga Ihr Energiesystem, und viele Ihrer Beschwerden werden sich von allein auflösen.

YOGI-TIPP: Fangen Sie mit der einfachsten Übung an, nämlich den Beckenboden zu aktivieren. Wenn sich die Energie aufgebaut hat, können Sie Schritt für Schritt mehr machen (siehe S. 72 f.).

Den Energieverlust durch Nahrung ausgleichen

Der indischen Lehre des Ayurveda folgend sind einige Speisen besser geeignet, Prana zu erhöhen als andere. Welche Lebensmittel und Zubereitungsarten das im Einzelnen sind, unterscheidet sich je nach Konstitutionstyp. Allgemein lässt sich sagen: Je frischer und hochwertiger ein Lebensmittel und je kürzer sein Transportweg, desto energiereicher ist es und desto mehr Lebensenergie schenkt es beim Verzehr. Andersherum gesehen sollte man besser vollständig auf industriell verarbeitete Lebensmittel verzichten, vor allem sofern diese künstliche Zusatzstoffe enthalten.

Die Bandhas als Schlüssel zu mehr Energie

Im Yoga gibt es mehrere sogenannte Energieverschlüsse. Diese nennen wir im Yoga Bandhas. *Bandha* heißt übersetzt »Schloss« oder »Riegel«. Diese Energieverschlüsse helfen uns dabei, die Energie im Körper zu halten und zu lenken. Wir aktivieren diese »Riegel« im Körper, indem wir bestimmte Muskeln anspannen.

Asanas und Atemübungen können bereits helfen, die Lebensenergie im Körper aufzubauen und zu harmonisieren. Durch die Aktivierung der Bandhas jedoch hält man die Energie im Körper und kann damit auch bewirken, die Energie bis zur Krone des Kopfes aufsteigen zu lassen. Die sich verteilende Energie löst Blockaden sowie innere Spannungen auf, hilft zu einer gelassenen entspannten Einstellung, die sich wiederum auf den Alltag positiv auswirkt – ganz abgesehen von den positiven Wirkungen auf den Körper wie mehr Stabilität und Kraft und eine aufrechte Haltung.

Es gibt im Yoga drei wichtige Bandhas:

1. **Mula Bandha** (Sitz: am unteren Ende der Wirbelsäule, aktiviert sich mit der dritten Beckenbodenschicht)
2. **Uddiyana Bandha** (Sitz: zwei Zentimeter unter dem Bauchnabel, aktiviert sich automatisch, wenn man den Beckenboden »nach oben fliegen« lässt)
3. **Jalandhara Bandha** (Sitz: am Kinn, wird oft bei Atemübungen verwendet)

Mula Bandha – der Wurzelverschluss

In der Yogapraxis ist das mit der dritten Schicht des Beckenbodens (siehe S. 56) verankerte Mula Bandha besonders wichtig. *Mula* bedeutet übersetzt »Wurzel« und *Bandha* wie gesagt »Schloss« oder »Riegel«. Somit handelt es sich hierbei um den Wurzelverschluss. Dieser verhindert, dass die aufgebaute Energie nach unten austritt. Die »Überdehnung« des Beckenbodens bei der Geburt bildet sich normalerweise von selbst zurück. Der Beckenboden erhält jedoch – sofern man nicht mit Übungen nachhilft – nicht wieder die gleiche Spannung zurück wie zuvor. Und mit jeder Geburt verliert er immer mehr an Spannung.

Ist der Beckenboden nun nach der Geburt schwach, reicht die muskuläre Kraft nicht dazu aus, dass das Mula Bandha automatisch gehalten werden kann. Aus dem Verschluss wird quasi eine Öffnung und wir verlieren Energie. Wird der Beckenboden gestärkt und kehrt zu einer natürlichen Spannung zurück (und bleibt dabei flexibel), hält er auch wieder die angesammelte Energie im Körper.

Aktiviert man Mula Bandha regelmäßig, kann dies vielfältige positive Wirklungen auf den gesamten Organismus haben:

- Die Lendenwirbelsäule bekommt mehr Stabilität.
- Eine aufrechte Haltung kann durch die Beckenaufrichtung entstehen.
- Energie baut sich im ganzen Körper auf.
- Beschwerden wie Hämorrhoiden werden gelindert.
- Sexuelle Lust kann wiederkehren.
- Tragen und Heben des Babys werden leichter.

Die Aktivierung des Mula Bandha erfolgt dadurch, dass Steißbein und Schambein muskulär zueinandergezogen werden. Das Gesäß bleibt dabei entspannt. Sie können sich vorstellen, wie Sie eine enge Jeans anziehen, die zwei Reißverschlüsse hat. Nun ziehen Sie in Gedanken beide Reißverschlüsse hoch. Die Spannung, die Sie dabei halten, entspricht der Aktivierung des Mula Bandha.

Uddiyana Bandha – Emporfliegen

Dieses Bandha sorgt dafür, die Energie nach oben zu lenken. Yogis sprechen hier von der Kundalini-Energie (siehe Kasten S. 50), die im Wurzelzentrum sitzt. Dadurch verteilt sich diese Energie gleichmäßig im Energiesystem. Stellen Sie sich vor, Sie lassen Wasser in einen Brunnen einlaufen. Der Brunnen ist nach unten dicht verschlossen (Mula Bandha aktiviert), daher tritt kein Wasser aus. Damit das Wasser jedoch wie bei einem Springbrunnen dauernd zirkuliert, braucht es ein wenig Hilfe. Uddiyana Bandha ist quasi die Pumpanlage dieses Springbrunnens, die im Inneren die Energie nach oben befördert. Es aktiviert sich nicht direkt, wenn wir den Beckenboden anspannen, wird aber meist in Verbindung mit der dritten Beckenbodenschicht angesteuert.

Auf der körperlichen Ebene bringt auch Uddiyana Bandha eine Menge positiver Wirkungen mit sich:

- Der Rücken stabilisiert sich.
- Die Energie wird verteilt.
- Die Verdauung wird angeregt.
- Die Bauchorgane werden massiert.
- Die Bandscheiben werden entlastet.
- Eine Aufrichtung in der Wirbelsäule entsteht.
- Trägheit wird aufgelöst.

Um Uddiyana Bandha zu setzen, ziehen Sie den Bauch mit der Ausatmung circa zwei Zentimeter unterhalb des Bauchnabels nach innen und oben. Es kann unterstützend wirken den Oberkörper nach vorn zu beugen und die Schultern ebenfalls nach vorn sinken zu lassen. Halten Sie dieses Bandha so lange, bis Sie das Bedürfnis verspüren, wieder einzuatmen. Lösen Sie dann die Anspannung und lassen Sie den Atem wieder frei fließen.

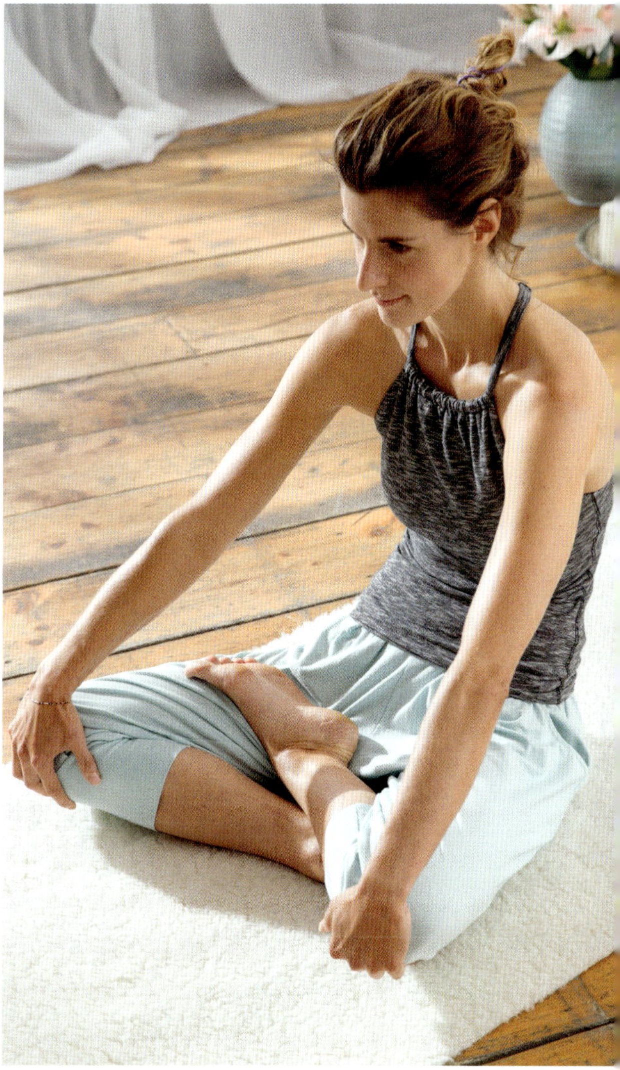

Die Kundalini-Energie

Im Yoga wird oft von der Kundalini-Energie gesprochen. Die Kundalini-Lehre entstammt dem Tantrismus (in dem Sexualität übrigens nur eine sehr untergeordnete Rolle spielt), hat ihren Ursprung also in Indien. Kundalini beschreibt eine Kraft, die sich in jedem Menschen ruhend am unteren Ende der Wirbelsäule befindet. Symbolisch wird hier von einer »zusammengerollten Schlange« gesprochen, und so wird die Kundalini-Energie oftmals auch bildhaft dargestellt. Bestimmte yogische Praktiken sollen nun diese Kraft im Menschen erwecken und aufsteigen lassen, wobei sie sich im Idealfall durch die feinstofflichen Energiezentren (auch Chakren genannt), die entlang der Wirbelsäule liegen, vom unteren Wurzelchakra zum oberen Kronenchakra bewegt. Erreicht die Energie das oberste Chakra, führt es den Menschen zur Vereinigung mit der kosmischen Seele und damit zu höchstem Glück, also zur Erleuchtung.

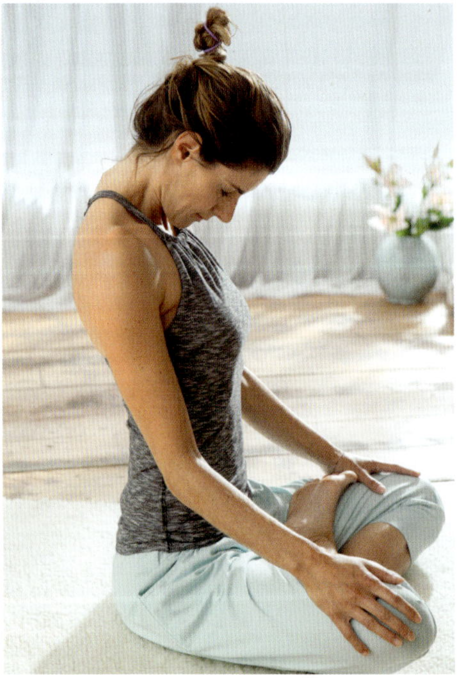

Jalandhara Bandha

Dieses Bandha findet hauptsächlich bei Atemübungen oder bestimmten Asanas Anwendung. Übt man regelmäßig Pranayama (Atemyoga), ist dieser Energieverschluss sehr wichtig. Man setzt dieses Bandha, indem man sein Kinn zum Brustbein bringt und gleichzeitig in Richtung Kehlkopf zieht. Es entlastet und schützt die Halswirbelsäule und sorgt für Länge im Nacken. Außerdem beruhigt es den Herzschlag. Für unsere Zwecke kann Jalandhara Bandha vernachlässigt werden.

Übung macht den Meister

Die Bandhas über einen längeren Zeitraum, zum Beispiel während der Yogapraxis, zu aktivieren, bedarf etwas Übung. Zu Beginn gelingt es vielleicht nur bei länger gehaltenen Positionen, nicht jedoch in Bewegung. Viele Yogalehrer beziehen die Bandhas nicht in die Praxis mit ein, da sie schwer zu erklären und innerhalb einer Gruppe auch schwer zu üben sind. Wir halten es jedoch für grundlegend wichtig, die Bandhas im Yoga zu setzen – unabhängig von der Rückbildung. Denn sie bauen nicht nur die Energie wieder auf, sie schützen den Körper auch vor Verletzungen und helfen in vielen Asanas, die Stabilität zu erhalten. Egal, um welche Übungen es sich handelt, die Bandhas halten die Wirbelsäule aufrecht und dadurch werden Fehlhaltungen wie eine Hohlkreuzstellung vermieden. Auch in Dehnhaltungen helfen die Bandhas dem Körper, Spannungen zu lösen und leichter loszulassen. Denken Sie also immer wieder einmal bewusst daran, die Bandhas zu aktivieren (insbesondere die dritte innere Beckenbodenschicht), wenn Sie Yoga machen.

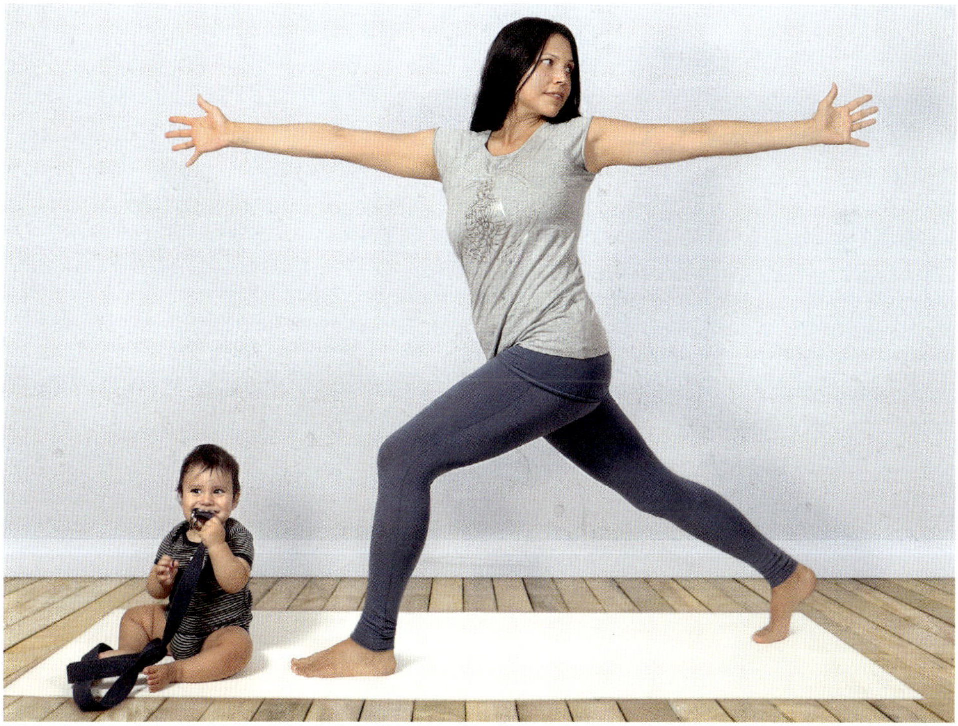

In länger gehaltenen Positionen, wie dem »Krieger im Twist« ist es anfangs leichter, die Bandhas zu aktivieren.

Die Wirkung der Chakras

Wörtlich übersetzt heißt *Chakra* »Rad« oder »Kreis«. Gemeint sind damit Energiezentren in unserem Körper. Am Steißbein beginnend, finden wir entlang der Wirbelsäule von vorne betrachtet über den Nabel, das Herz, den Hals, die Stirn bis hin zur Kopfkrone sieben Hauptenergiezentren. Miteinander in Verbindung stehen die Zentren durch unsichtbare Energiekanäle. Jedes einzelne Chakra entfaltet seine ganz eigene Wirkung. Die Bandbreite der emotionalen und energetischen Zuordnung ist dabei sehr groß: Von Urvertrauen, Selbstbewusstsein, Kreativität über Lebenswillen, Herzensgüte bis hin zu Kommunikation und Spiritualität finden verschiedene Lebensthemen dort ihre energetische Entsprechung:

7. Kronenchakra
Themen: Spiritualität, Einheit

6. Stirnchakra
Themen: Sechster Sinn, Weisheit

5. Halschakra
Themen: Kommunikation, Sprache

4. Herzchakra
Themen: Mitgefühl, Liebe

3. Nabelchakra
Themen: Emotionen, Appetit

2. Sakralchakra
Themen: Kreativität, Instinkt

1. Wurzelchakra
Themen: Urvertrauen, Ich-Bewusstsein, innere Stabilität, Beständigkeit und Selbsterhaltung

Je nachdem, ob sich die einzelnen Chakren zu stark, zu schwach oder harmonisch »drehen«, können sie unsere Gemütslage unter Umständen sehr stark beeinflussen. Sind wir energetisch ausgeglichen, sind alle Energiezentren in Harmonie miteinander und wir fühlen uns gut. Gerät ein Chakra durch emotionale oder körperliche Einflüsse aus dem Gleichgewicht, hat das natürlich Auswirkungen auf alle anderen Chakren und auf die damit zusammenhängenden Themen.

Analog zum Mula Bandha (Wurzelverschluss) ist das »Muladhara Chakra« das Wurzelchakra. Wie auf dem Chakrenbild erkennbar, hat das Wurzelchakra seinen Sitz am Ende der Wirbelsäule im Becken und steht somit – wie auch Mula

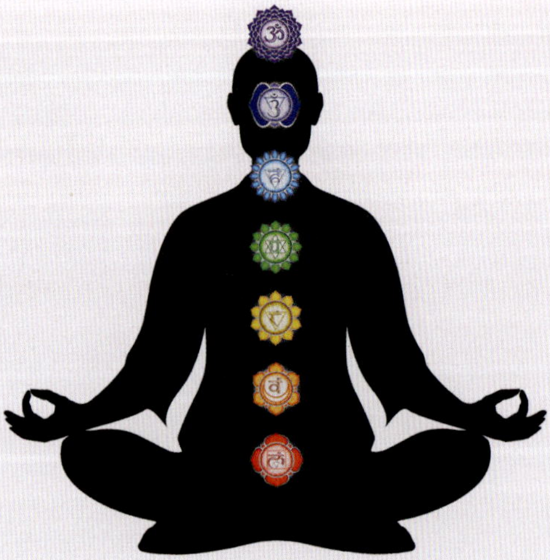

Bandha – in direktem Zusammenhang mit dem Beckenboden sowie dem Energieverlust, der durch die Geburt entsteht. Verlieren wir durch die Geburt die im Becken gesammelte Energie, gerät damit auch die Energie im Wurzelzentrum in Disharmonie.

Sehen wir uns die zentralen Themen des Wurzelzentrums an, wird schnell klar, warum viele Mütter nach der Geburt mit grundlegenden emotionalen Themen zu kämpfen haben: Urvertrauen, Ich-Bewusstsein, innere Stabilität, Beständigkeit und Selbsterhaltung sind dem untersten Chakra zugeordnet. Ist dieses Zentrum durch die Geburt geschwächt, ist es normal, dass man sich mit Themen der fehlenden Stabilität und neuer Selbstfindung auseinandersetzt. Die »Wurzel« ist sozusagen erst einmal ausgehebelt.

Jedes Kind hat seine eigene Ursprungsfamilie. Verbinden sich zwei Familien durch die Heirat von zwei erwachsen gewordenen Kindern, ändert sich zwar die Konstellation der beiden Menschen zueinander, die Ursprungsfamilien, die Ursprungssysteme, bleiben aber erhalten. Kommt dann ein Kind aus dieser neuen Verbindung zur Welt, entsteht eine neue Ursprungsfamilie. Die Kinder werden selbst Eltern, was das gesamte zuvor bestehende System verändert. Eine neue Familienstruktur aufzubauen kostet Energie und Aufmerksamkeit. Jedes Familienmitglied muss erst einmal einen neuen Platz finden. Viele Mütter haben an dieser Stelle das Gefühl, völlig aus ihrer Mitte herausgehebelt worden zu sein, und fühlen sich »verloren und hilflos«. Sie suchen die Stabilität und Basis im Partner. Wenn dem Partner aber nicht klar ist, was da gerade passiert, wundert er sich möglicherweise, warum seine ansonsten so selbstbewusste und eigenständige Ehefrau plötzlich sehr emotional und anhänglich ist. Wenn Sie sich davon angesprochen fühlen, ist es für Sie hilfreich, sich immer wieder neu zu erden, um sich dadurch Sicherheit und Stabilität zu holen. Stärken Sie Ihre Basis, und Sie bereiten den Boden dafür, dass neue Wurzeln wachsen können. Natürlich sollten Sie auch Ihrem Partner erklären, warum Ihre emotionale Lage derzeit so instabil ist und dass sich das auch wieder ändern wird.

Mit Yoga können Sie diesen Prozess dadurch unterstützen, dass Sie regelmäßig Übungen in Ihren Alltag integrieren, die den Beckenboden stärken. Ein Energieanstieg im Muladhara Chakra sowie der Ausgleich von Prana (siehe ab S. 43) im Körper erfolgt dann automatisch und bringt Harmonie und Ausgeglichenheit.

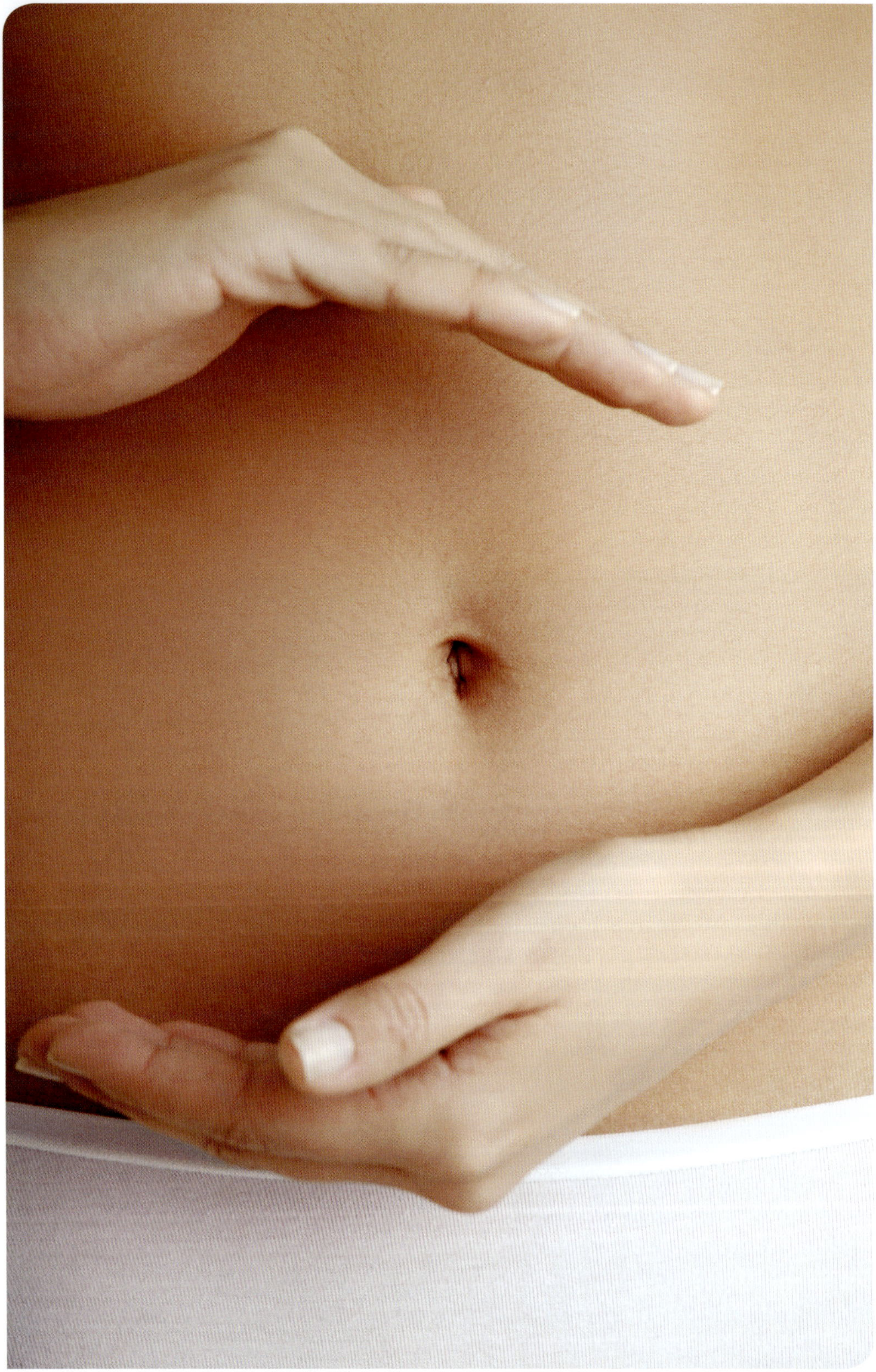

TEIL 2

Der Beckenboden

Der Beckenboden und seine Schichten

Wir haben in diesem Buch bereits oft vom Beckenboden gesprochen. Nun werden wir uns noch etwas genauer damit befassen, wo der Beckenboden seinen Sitz hat und wie er nicht nur mit dem Energieverlust, sondern auch mit anderen Beschwerden zusammenhängt. Der Beckenboden ist – wie der Name schon sagt – quasi der Bodenbelag des Beckens und besteht aus drei Muskelschichten.

Die erste und unterste Schicht des Beckenbodens

Die unterste Schicht des Beckenbodens ist am einfachsten wahrzunehmen. Sie umschließt in Form einer liegenden Acht die Ausscheidungsorgane. Dieser Muskel ist also so geformt, dass er jeweils in der Mitte der beiden die Acht bildenden Kreise eine Öffnung formt. Hier enden die Harnröhre und der Darm, die von diesem Muskel fest verschlossen werden. Auf der Toilette entspannen wir diesen Muskel ganz gezielt und können Stuhl oder Harn ausscheiden. Spannt sich der Muskel an, verschließt er die beiden Körperausgänge normalerweise sicher und dauerhaft. Wenn nach der Geburt der Muskel zu schwach ist, kann genau das Probleme bereiten.

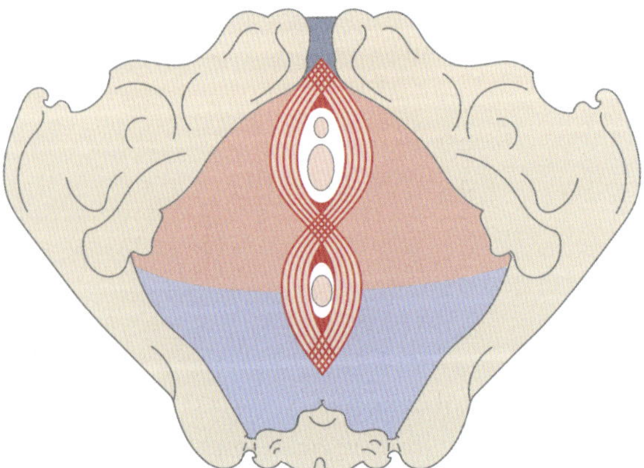

Die mittlere Schicht des Beckenbodens

Die mittlere Schicht zieht von Sitzbein zu Sitzbein, von vorne gesehen also von links nach rechts. Wenn Sie, wo auch immer Sie gerade sitzen, beide Hände von der Seite unter Ihrem Gesäß platzieren und sich auf Ihre Hände setzen, können sie mit den Fingern beim Hin- und Herbewegen des Beckens die sogenannten Sitzhöcker spüren. Zwischen diesen beiden Knochen ist die mittlere Schicht des Beckenbodens befestigt. Was von vorn eher wie eine Linie aussieht, ist von oben betrachtet eher fächerförmig angelegt. Diese Schicht sorgt dafür, dass das Becken durch die Last des Oberkörpers nicht zu sehr nach außen gedrückt wird. Diese Schicht zu spüren ist wesentlich schwieriger, da sie etwas höher sitzt als die erste Schicht und es für uns ungewohnt ist, diese Schicht gezielt anzusteuern. Sie ist aber extrem wichtig für die Stabilität im Becken.

Die innere und dritte Schicht des Beckenbodens

Die innerste Schicht zieht – noch ein Stück oberhalb der zweiten Schicht – von Schambein zu Steißbein, also von vorne

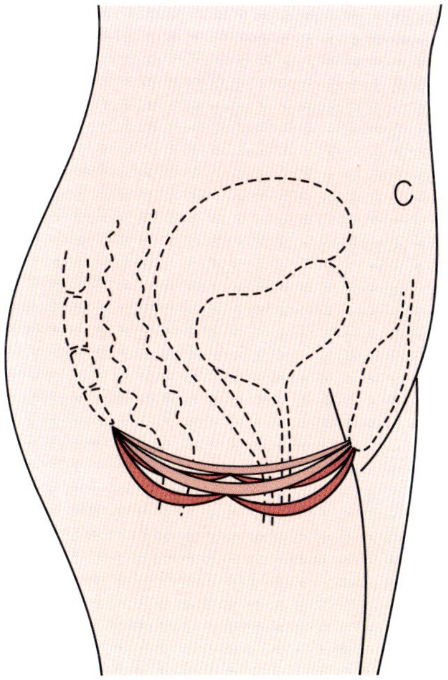

teste Schicht des Beckenbodens. Schließlich ruhen die Organe und die Blase auf ihr. Der innerste Haltemuskel ist von der Form her vergleichbar mit einem aufgeklappten Fächer.

Diese Schicht ist ganz eng mit der innersten Bauchmuskulatur verbunden. Wenn man nach intensivem Bauchtraining manchmal die unterste Bauchmuskulatur (direkt auf der Bikinigrenze) spürt, ist ziemlich sicher auch die innerste Schicht des Beckenbodens trainiert worden! Die innerste Beckenbodenschicht ist sehr wichtig. Zum einen hält sie – wenn sie genug Kraft hat – die Organe an ihrem Platz, zum anderen ist sie auch für die Stellung und die Aufrichtung des Beckens und damit für die korrekte Position der Wirbelsäule verantwortlich. Ist die innerste Schicht des Beckenbodens gut gespannt, entfaltet sie so ihre Wirkung auf den gesamten Oberkörper, indem sich der Oberkörper aufrichtet. Leider kann diese Schicht auch für den gegenteiligen Effekt verantwortlich sein. Ist sie nämlich zu schlapp, sinken wir regelrecht in uns zusammen.

Um es auf den Punkt zu bringen: Rückenschmerzen nach der Schwangerschaft können ihre Ursache in einem zu schlaffen Beckenboden haben, genauer gesagt in einer zu schlaffen innersten Schicht. Deswegen macht es Sinn, gezielt der innersten dritten Schicht viel Aufmerksamkeit zu schenken und sie zu trainieren.

Den Beckenboden wahrnehmen

Da der Beckenboden so vielschichtig ist, ist es nicht einfach, ihn sofort auf allen Ebenen wahrzunehmen. Gerade wenn man sich noch nie mit dem Beckenboden auseinandergesetzt und daher auch noch niemals Wahrnehmungsübungen gemacht hat, kann es sein, dass man ihn nicht sofort findet. Das ist ganz normal. Dies sollte Sie jedoch nicht davon abhalten, die Übungen immer wieder zu wiederholen. Mit der Zeit bekommen Sie ein Gefühl dafür, wo der Beckenboden sitzt und wie man ihn ansteuert. Je öfter Sie die Übungen machen, desto einfacher werden sie Ihnen fallen. Die intensive Auseinandersetzung mit dem Beckenboden wird mit vielfältigen positiven Wirkungen belohnt. So kann es sein, dass Ihre Rückenschmerzen innerhalb weniger Tage verschwinden oder Sie sich fitter und vitaler fühlen. Lassen Sie sich überraschen, was die regelmäßige Übung bei Ihnen bewirkt.

Die Wahrnehmung der ersten Schicht

Die unterste Schicht können wir uns meist am einfachsten vergegenwärtigen. Sie stehen im Stau und müssen dringend auf die Toilette. Es sind noch 50 Kilometer zur Tankstelle und Sie können an keiner Ausfahrt rausfahren. Sie müssen einhalten und damit Ihre Schließmuskeln aktivieren. Das, was Sie dabei spüren, ist die unterste Schicht des Beckenbodens.

Die Wahrnehmung der zweiten Schicht

Die mittlere Schicht aktivieren Sie, wenn Sie sich vorstellen, die Sitzhöcker zueinander zu ziehen. Setzen Sie sich dafür auf Ihre Hände und spüren Sie Ihre Sitzhöcker, wenn Sie Ihr Becken bewegen. Jetzt spannen Sie den Po an und spüren, wie die Muskulatur sich oberhalb des Schließmuskels zwischen den Sitzhöckern anspannt. Lösen Sie nun die Pospannung und versuchen Sie, die Muskulatur zwischen den Sitzhöckern anzusteuern, *ohne* den Po anzuspannen. Damit steuern Sie die zweite Schicht des Beckenbodens an.

Die Wahrnehmung der dritten Schicht

Die innerste Schicht des Beckenbodens wird aktiviert, wenn Sie sich vorstellen, Scham- und Steißbein zueinander zu ziehen. Sie können sich ein Gummiband zwischen den beiden Stellen vorstellen, das sich zusammenzieht und das bestenfalls noch nach oben in Richtung Nabel gezogen wird.

Alle drei Schichten sollten gleichmäßig trainiert werden. Ganz besonderes Augenmerk dürfen Sie bei allen Asanas vor allem auf die innerste, dritte Schicht legen, diejenige Schicht also, die aktiviert wird, wenn Sie Scham- und Steißbein über ein imaginäres Gummiband zueinander und dieses Gummiband nach oben ziehen. Übertreiben Sie es aber bitte nicht mit dem Üben. Jeder Muskel, auch der Beckenboden, braucht seine Erholungsphasen. In den Erholungsphasen wächst er und wird kräftiger. Deswegen sind die Übungsprogramme in diesem Buch auch so angelegt, dass sie kurz und effektiv sind. Wenn Sie jeden Tag üben wollen, wechseln Sie einfach zwischen den Programmen ab, so gibt es immer wieder einen etwas anderen Trainingsreiz.

Notfallkoffer: Was, wenn ich den Beckenboden nicht finde?

Da die Stabilität des Beckenbodens eng mit der Stabilität des übrigen Körpers verbunden ist, können wir den Beckenboden in seiner Gesamtheit wahrnehmen und aktivieren, wenn wir Aktivität in die Füße bringen. Wenn Sie den Beckenboden also bislang wenig oder gar nicht fühlen können, können Sie Folgendes versuchen:

Stehen Sie gerade und aufrecht, die Füße stehen hüftbreit. Ziehen Sie nun die Zehen hoch und spüren Sie, wie die Fußsohle sich aktiviert. Halten Sie die Aktivität in den Füßen und legen Sie die Zehen sanft wieder ab. Stellen Sie sich vor, Sie hätten eine kleine Reißzwecke unter der Fußsohle – diese muss also aktiviert bleiben, damit Sie nicht darauftreten.

Drücken Sie nun sanft die Fersen etwas nach außen in den Boden und spüren Sie, wie diese Spannung sich in die Beine hochzieht, ziehen Sie dabei den Bauch sanft nach innen, als würden Sie eine zu enge Hose anziehen.

Spüren Sie nun ins Becken. Wenn Sie jetzt die Fußspannung lösen, sollten Sie spüren, wie sich eine Spannung im Becken absenkt. Diese innere Spannung ist Ihr aktiver Beckenboden. Probieren Sie es ruhig noch einmal aus. Sie können somit im Yoga über die Aktivierung Ihrer Füße immer auch innerlich Ihren Beckenboden mit aktivieren.

YOGI-TIPP: Laufen Sie zu Hause öfter mit Flip-Flops, ohne zu flippen. Halten Sie die Schuhsohle an Ihren Füßen beim Laufen. Sie können auch während des Zähneputzens Stifte mit den Zehen aufheben oder ein Handtuch mehrfach von rechts nach links heben.

Die Aufgaben des Beckenbodens

Der Beckenboden hat als Boden des Beckens vielfältige Aufgaben. Gäbe es diesen Boden nicht, würden alle lebenswichtigen Organe quasi aus uns »hinauspurzeln«. Somit schützt und stützt er alles, was sich darüberliegend in unserem Körper befindet. Er fungiert außerdem als Kraftüberträger vom Oberkörper zu den Beinen. Er gibt uns die nötige Stabilität bei alltäglichen Verrichtungen wie zum Beispiel Gehen, Stehen und Sitzen. Außerdem hält er unser Becken in der Form. Ohne ihn würden unsere Beckenknochen auseinanderdriften. Da der Beckenboden während der Schwangerschaft etwas weicher wird, kann es durchaus sein, dass das Becken während dieser Zeit etwas »breiter« wird. Dies kann sich im Verlauf des Beckenbodentrainings wieder zurückbilden. Es gibt aber auch Frauen, bei denen das Becken etwas breiter bleibt, das ist Veranlagungssache. Wenn das bei Ihnen der Fall sein sollte, setzen Sie sich bitte nicht unter Druck. Eine Schwangerschaft und Geburt bedeuten eben eine Veränderung auf allen Ebenen.

Abgesehen davon hilft uns der Beckenboden auch dabei, unser Becken und damit auch unseren Körper aufzurichten. Wenn Sie von einer gemütlichen Couch oder aus einem tiefen, weichen Sessel aufstehen, spannt er sich immer mit an. Während der Schwangerschaft ist das nicht mehr ganz so einfach, da er neben den Organen auch das Gewicht des ungeborenen Kindes trägt und durch die Hormone als Vorbereitung auf die Geburt wie gesagt »flexibler« wird. Mit dem Öffnen des Muttermundes dehnt er sich, wie wir gesehen haben, weit auf, damit das Baby in den Geburtskanal eintreten kann. Nach der langen Belastung kann er nicht sofort in seine alte Spannkraft zurückspringen. In welchem Maße er seine Spannkraft verliert, hängt natürlich sehr davon ab, wie alt wir sind und wie viele Kinder wir bereits zur Welt gebracht haben.

Der Beckenboden hängt auch mit dem Atem zusammen, dabei erbringt er koordinative Höchstleistungen. Bei den 12 bis 15 Atemzügen, die wir pro Minute als Erwachsener machen, bewegt er sich in der Regel flexibel nach oben und unten. Diese Flexibilität ist für den Atemvorgang überaus wichtig. Mit der Einatmung muss der Beckenboden ein wenig loslassen, damit die Organe Platz haben, um sich nach unten zu entspannen. Dies verschafft wiederum dem Zwerchfell, das zwischen Lungenflügeln und Bauchorganen sitzt, genug Platz, um sich mit der Einatmung nach unten auszudehnen. Damit kann sich die Lunge mit viel Sauerstoff füllen. Mit der Ausatmung muss er sich dann wieder anspannen, um die Organe und sich selber wieder etwas anzuheben. Ist der Beckenboden nicht flexibel oder hat er zu wenig Kraft, kann dies zu einer unregelmäßigen Atmung oder Kurzatmigkeit führen.

Die Flexibilität und damit Entspannungsfähigkeit ist auch maßgeblich an der Entleerung von Blase und Darm beteiligt. Wenn sich die Blase nicht richtig entleeren kann, kann dies zu bakteriellen Infektionen führen. Ist der Beckenboden stark und flexibel, erhöht sich außerdem die Sensitivität beim Sex, da der Scheidenausgang durch die vorhandene Grundspannung »enger« wird. Wenn Sie also Ihrem Partner einige Zeit nach der Geburt Ihres Kindes wieder näher kommen und dabei nicht so viel »spüren« wie zuvor, kann das durchaus daran liegen, dass der Beckenboden noch nicht wieder »in Form« ist.

Wenn wir niesen oder einen schweren Gegenstand aufheben, muss der Beckenboden dem im Bauchraum entstehenden Druck blitzartig standhalten und sich stärker anspannen, damit die Harnröhre dicht hält und uns im wahrsten Sinne des Wortes »nichts in die Hose geht«. Zudem hält er, wie im Energiekapitel beschrieben, die Lebensenergie im Körper und verhilft uns neben der äußeren Aufrichtung auch zu einer positiven inneren Aufrichtung.

Kurzum: Es werden sehr komplexe Anforderungen an den Beckenboden gestellt. Um diese Anforderungen ideal zu erfüllen, ist das Geflecht aus drei Muskelschichten an verschiedenen Stellen der Knochen des Beckens befestigt. Jede einzelne Muskelschicht hat ihre ganz eigene Funktion, während gleichzeitig alle drei Schichten sehr harmonisch zusammenarbeiten.

Der Beckenboden muss täglich über 24 Stunden Dauerarbeit leisten, dabei immer geschmeidig bleiben und doch stets bereit sein, sich blitzartig stark anzuspannen oder im richtigen Moment loszulassen.

Ein schwacher Beckenboden

Glücklicherweise haben nicht alle Mütter starke Beschwerden nach der Geburt, dennoch möchten wir Sie an dieser Stelle ausführlich über mögliche Probleme aufklären, die mit einem schwachen Beckenboden einhergehen können. Viele Beschwerden lassen sich bereits durch eine gute Rückbildung bei der Hebamme und zusätzliches Yoga nach der Schwangerschaft vermeiden oder sogar beheben.

Auf die Ursachen mangelnder Energie nach einer Geburt sind wir bereits im Energiekapitel (ab S. 42) eingegangen. Im Folgenden beschäftigen wir uns mit weiteren typischen Beschwerden, die im Zusammenhang mit einem schwachen Beckenboden entstehen können (Verspannungen, Rückenschmerzen, Inkontinenz, usw.), deren Ursachen sowie der Möglichkeit, diese durch Yoga zu beheben.

Wir sprechen umgangssprachlich oft von »*dem* Beckenboden«, nehmen den Beckenboden also als eine Einheit wahr und gehen entsprechend mit ihm um. Solange er seine Aufgaben erfüllt, macht das auch durchaus Sinn. Erfüllt er aber seine Aufgaben nicht mehr ganz so zuverlässig, ist es sehr wichtig, sich anzuschauen, ob alle Schichten des Beckenbodens betroffen sind oder ob nur eine der drei Schichten betroffen ist, um dann mit Übungen ganz gezielt diese Schicht wieder aufzubauen.

Verspannungen und Beckenboden

Der Beckenboden hält wie bereits beschrieben das Becken in seiner Form. Am Becken ist aber auch die Wirbelsäule »befestigt«. Somit hat ein funktionsfähiger Beckenboden nicht nur Auswirkung auf die Position des Beckens, sondern auch auf die Wirbelsäule. Er stabilisiert die Wirbelsäule und sorgt dafür, dass sie aufgerichtet wird. Das macht der Beckenboden nicht ganz alleine, sondern er hat dabei Hilfe. Funktional arbeitet er nämlich mit Zwerchfell, Bauchmuskulatur und Rückenmuskulatur zusammen und gemeinsam bilden sie die rumpfstabilisierende Muskulatur, die oft auch als »Core-Muskulatur« bezeichnet wird. Die Core-Muskulatur hat einen großen Einfluss auf unsere Stabilität. Sind die Beckenboden- sowie die Bauchmuskeln schwach, kann das neben den zuvor beschriebenen energetischen Auswirkungen weitreichende Folgen auf die anderen Stützmuskeln haben, wie zum Beispiel auf die Rückenmuskulatur. Verspannungen entlang der Wirbelsäule können die Folge sein, Nackenverspannungen, ebenso fast krampfartige Muskelverhärtungen können auftreten, die sich zwar durch Massagen lösen lassen, aber immer wiederkehren. Vielleicht können Sie Ihr

Kind kaum anheben oder sich nicht bücken, ohne ein unangenehmes, verspanntes Ziehen im Rücken zu spüren.

Durch die körperliche Verspannung kann auch eine innere Anspannung entstehen, die einem das Gefühl gibt, noch mehr entspannen zu müssen. Diese Entspannung hilft zwar, die innere Anspannung zu lösen, doch ist das in diesem Fall nur eine Symptombehandlung. Die Ursachen sind auch hier oft in einem schwachen Beckenboden zu finden.

Üben Sie Yoga mit aktivem Mula Bandha und machen Sie in Ihrem Alltag regelmäßig die Wahrnehmungsübungen für den Beckenboden. Auch kann Ihnen die Übungsreihe für eine »starke Körpermitte« (ab S. 122) helfen, Ihre Spannungen abzubauen und sich stabiler und energiegeladener zu fühlen.

Rückenschmerzen und Beckenboden

Während die Bauch- und die Rückenmuskulatur gemeinsam als Stützmuskeln arbeiten, ist die Beckenbodenmuskulatur unter anderem auch der Impulsgeber zur Aufrichtung der Wirbelsäule. Sie gibt quasi das Kommando an die anderen beteiligten Muskeln: »Los, arbeitet zusammen und richtet die Wirbelsäule auf!« Der Beckenboden ist zwar nicht direkt mit dem beweglichen Teil der Wirbelsäule verbunden, aber durch die Anspannung des Beckenbodens werden das Becken und damit das Iliosakralgelenk (ISG) aus- und aufgerichtet. So bringt er das Fundament der Wirbelsäule in die anatomisch korrekte Position und die darauf ruhende Wirbelsäule in die richtige Form und Länge. Ein schwacher Beckenboden kann Schmerzen im ISG sowie im Rücken verursachen. Die Schmerzen können dabei diffus und nicht richtig lokalisierbar sein. Die schmerzenden Stellen im Rücken können konstant sein oder wechseln, je nachdem, welcher Teil der Wirbelsäule an Stabilität verliert und welcher Muskel stattdessen doppelt so hart arbeiten muss, um die Wirbelsäule stabil aufzurichten.

Die Beckenbodenmuskulatur zu trainieren ist eine wichtige Grundvoraussetzung, um Rückenschmerzen zu begegnen. Oft hängen die Rückenschmerzen aber auch mit einer zu schwachen unteren inneren Bauchmuskulatur zusammen (Musculus transversus abdominis). Die innerste Schicht des Beckenbodens ist nämlich mit der tiefen Bauchmuskulatur verbunden. Dieser wie ein Korsett um den Bauch liegende Muskel, der ähnlich einer Schärpe von der Wirbelsäule um die Flanken herum bis zur Mitte des Bauches verläuft, ist nicht nur aus kosmetischen Gründen extrem wichtig, sondern auch, wenn es um Rückenschmerzen im Lendenwirbelbereich geht.

Durch die Schwangerschaft war die Bauchmuskulatur eher auf »Loslassen« programmiert als auf »Anspannen«. Der Hormoncocktail, der in dieser Zeit ausgeschüttet worden ist, hat Bindegewebe und Bänder weich werden lassen. Deswegen ist neben dem Training des Beckenbodens auch das gezielte Training der unteren Bauchmuskulatur essenziell, wenn Sie Rückenschmerzen haben.

Die Wahrnehmungsübungen für den Beckenboden, die Bandhas sowie die Übungsserie »Rückenschmerzen ade« (ab S. 112) können schnell zu mehr Stabilität und Aufrichtung verhelfen.

Bauch und Beckenboden

Der gerade Bauchmuskel besteht aus zwei Muskelsträngen, die oben an den Rippen, dem Ende des Brustbeins und unten am Schambein aufgehängt sind. Getrennt sind die zwei Muskelstränge durch eine Art Bindegewebsstreifen, die Linea alba.

Während der Bauch in der Schwangerschaft immer größer wird, dehnt sich die Bauchmuskulatur zur Seite hin auf. Die Linea alba öffnet sich zu einem Spalt, der gute drei bis vier Zentimeter breit werden kann. Nach der Schwangerschaft schließt sich dieser Spalt in der Regel wieder. Schließt er sich nicht vollständig und bleibt mehr als zwei Zentimeter breit geöffnet, so spricht man von einer Rektusdiastase. Gerade Mütter, die schon mehrere Kinder geboren haben und keine Zeit für eine Rückbildung hatten, haben häufig unter einer Rektusdiastase zu leiden.

Sie können den Spalt zwischen den Bauchmuskeln gut ertasten, indem Sie sich auf den Rücken legen und die Beine aufstellen. Heben Sie den Kopf und führen Sie vier Finger einer Hand mit etwas Druck zwischen die beiden Muskelstränge in der Mitte Ihres Bauches. Den Spalt kann man am besten auf der Höhe des Bauchnabels und etwas darüberliegend ertasten. Eine Rektusdiastase wirkt sich nicht nur optisch auf den Körper aus. Sie kann auch zu chronischen Beschwerden in der Hüfte, dauerhaften Rückenschmerzen, Verdauungsproblemen oder auch Organverschiebungen führen.

Um den Spalt zu schließen, ist es notwendig, sich auf den Beckenboden und die Rückbildung zu konzentrieren. Dynamisches Training der geraden Bauchmuskulatur hingegen ist absolut tabu! Ein solches Training verhindert das Schließen des Spalts durch den dabei entstehenden Druck im Bauchraum. Arbeiten Sie stattdessen statisch – also haltend – und trainieren Sie vor allem die tiefe und die seitliche Bauchmuskulatur. Hierfür eignen sich insbesondere unsere Beckenboden-Übungsreihen. Wir haben dabei darauf geachtet, dass alle Übungsreihen auch

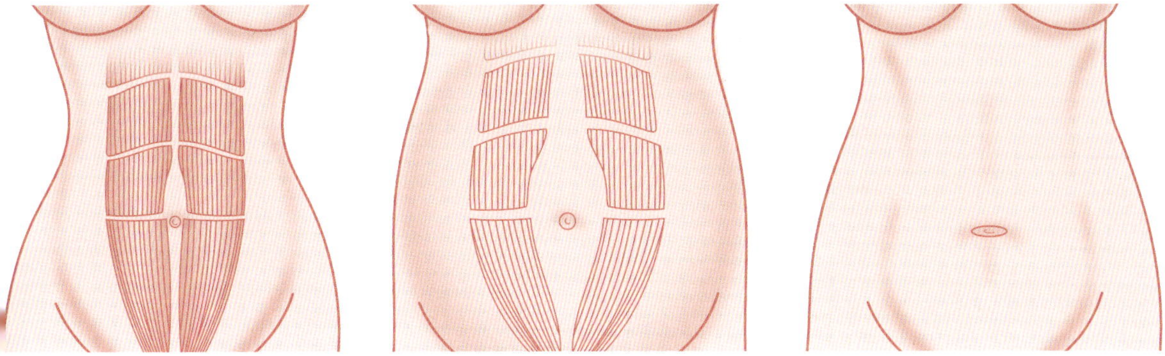

die Rückbildung der Linea alba begünstigen. Schritt für Schritt wird sich mit der Zeit der Spalt wieder schließen. Je länger Sie den Spalt schon haben, desto geduldiger müssen Sie mit der Rückbildung sein. Das Schließen der Bauchmuskeln ist jedoch zu jedem Zeitpunkt möglich.

Inkontinenz und Beckenboden

Viele Frauen neigen schon während der Schwangerschaft zu Inkontinenz. Beim Niesen, Husten oder schwerem Heben kommt es zu unkontrolliertem Harnverlust. Während der Schwangerschaft kann man sich das noch erklären, schließlich drückt das Kind auf die Blase. Nach der Geburt wird das Thema oft tabuisiert. Deshalb ist es uns wichtig, festzuhalten, dass 25 bis 50 Prozent aller Frauen mit Kind unter Inkontinenz leiden!

Derzeit hängt Ihr Beckenboden wahrscheinlich wie eine Hängematte »durch«. Das wäre an sich nicht so tragisch. Da aber die Blase auf der innersten Schicht des Beckenbodens aufliegt, kann sie so in eine anatomisch ungünstige Position verrutschen. Hierdurch verschlechtert sich die Funktionsfähigkeit der Harnröhre. Die Druckverhältnisse ändern sich, sodass bereits geringste Mengen Urin in der Harnröhre einen großen Druck auf die Schließmuskeln erzeugen. Zusätzlich wird auch das Harnröhrenverschlusssystem in seiner Funktionsweise beeinträchtigt. Da die Harnröhre der Frau mit drei bis vier Zentimetern sehr kurz ist, kann sie dem entstehenden Druck nicht mehr genug entgegensetzen und nun nicht mehr so gut dicht halten. Die gute Nachricht: Es handelt sich dabei in den meisten Fällen um die sogenannte Stress- oder Belastungsinkontinenz, und hier kann mit gezielten Übungen schnell Abhilfe geschaffen werden – und dafür reichen schon fünf bis zehn Minuten gezieltes Training täglich. In Kombination mit den Bandhas und den Wahrnehmungsübungen für den Beckenboden sind alle unsere Übungsreihen hilfreich, um den Beckenboden aufzubauen und einer Inkontinenz entgegenzuwirken.

Weitere Beschwerden nach der Geburt

Gebärmuttersenkung

Wir können uns die Gebärmutterabsenkung wie bei einer Deckenlampe vorstellen: Verlängern wir das Kabel, so hängt die Lampe tiefer. Genauso verhält es sich mit der Gebärmutter. Schwächt sich die haltende Muskulatur ab, werden also die Bänder oder das Bindegewebe gedehnt, die sie in ihrer Position halten, senkt sie sich nach unten ab. *Dass* sich die Gebärmutter während und nach der Schwangerschaft absenkt, ist normal. Es kann aber dazu kommen, dass sich durch das Absenken auch die Position der Blase verändert oder dass das Gefühl auftritt, dass einem »etwas aus der Scheide fällt«.

Je nach Schweregrad der Absenkung kann eine Operation notwendig sein. Bänder und Bindegewebe lassen sich, wenn sie einmal »ausgeleiert« sind, nicht so ohne Weiteres wieder straffen. Was wir aber auf jeden Fall tun können, ist, die Muskulatur zu trainieren, die die Gebärmutter hält und die so kräftig sein sollte, dass sie in der Lage ist, die Gebärmutter entgegen der Schwerkraft nach oben zu ziehen. Bei dieser Muskulatur handelt es sich – Sie haben richtig geraten – um den Beckenboden!

Blasensenkung

Die Blase liegt zwar auf dem Beckenboden auf, aber sie wird durch seine Bänder und Muskeln in ihrer Position gehalten. Denn nur wenn die Blase in der korrekten Position ist, funktioniert das Zusammenspiel zwischen Blase und Harnröhre optimal. Verlagert sich die Harnröhre nach hinten, so versagt schnell einer der drei Verschlussmechanismen der Harnröhre. Das kann dadurch ausgelöst werden, dass beim Geburtsvorgang der Halteapparat der Blase beschädigt wird. Bänder, Muskeln und Bindegewebe können reißen oder stark gedehnt werden. In der Folge senkt sich die Blase ab. Neben der zuvor beschriebenen Inkontinenz kann dies zu einem Fremdkörpergefühl in der Vagina führen und es kann zu Schmerzen beim Sex kommen. Auch hier ist das Training des Beckenbodens unerlässlich und kann viel dazu beitragen, sich trotz Blasensenkung wieder wohl in seinem Körper zu fühlen.

Hämorrhoiden

Es gibt Schätzungen die besagen, dass etwa 50 Prozent aller schwangeren oder ehemals schwangeren Frauen an Hämorrhoiden leiden. Durch die Hormonausschüttung während der Schwangerschaft weiten sich auch die Gefäße im Enddarmbereich. Hinzu kommt, dass sich der Druck auf den Bauchraum während der Schwangerschaft erhöht, es wird mehr Blut gebildet, das dann auch noch schlechter abfließt, da der venöse Rückstrom verringert ist. All das sorgt dafür, dass die Schwellkörper im Bereich des Afters ihrem Namen alle Ehre machen und dauerhaft anschwellen. Und hier sind wir auch schon bei der Erklärung angelangt, was Hämorrhoiden eigentlich sind: Es sind Gefäße, genauer gesagt Schwellkörper im Afterbereich, die jeder Mensch hat. Sie dichten gemeinsam mit der Schließmuskulatur den Darm ab. Zum Beschwerdebild werden sie, wenn sie dauerhaft angeschwollen sind. Die Folgen sind Schmerzen am After, Juckreiz, Nässen oder Brennen. Hellrote Spuren am Toilettenpapier können ebenfalls ein Indiz für Hämorrhoiden sein.

Die meisten Schwangeren sind von Hämorrhoiden der Stufen 1 bis 2 betroffen. Hier sind die Chancen sehr hoch, dass sie sich durch gute Pflege wieder zurückbilden. Sind die Hämorrhoiden so groß, dass sie in Stufe 3 oder Stufe 4 fallen, kann eine OP notwendig werden.

Abhilfe schafft bei einer leichten Form eine ballaststoffreiche gesunde Ernährung und das Trinken von viel Wasser, da auch Verstopfung und das oft damit verbundene »Pressen« beim Toilettengang zu Hämorrhoiden führen können. Davon profitiert auch Ihr Kind beim Stillen, da sich eine gesunde Ernährung auch auf die Qualität der Muttermilch auswirkt. Daneben hilft Bewegung. Bewegung regt die Darmtätigkeit an und dient somit auch der Verstopfungsprophylaxe. Ein starker Beckenboden ist ebenfalls sehr wichtig. Durch einen kräftigen Beckenboden entstehen Hämorrhoiden nicht nur seltener, sie bilden sich auch schneller wieder zurück. Auch Umkehrhaltungen im Yoga können lindernd wirken, da sie den venösen Rückfluss des Blutes unterstützen.

Kaiserschnitt

Auch bei Frauen mit Kaiserschnitt hat das ungeborene Kind während der Schwangerschaft mit seinem Gewicht auf den Beckenboden gedrückt, weshalb auch hier eine Stärkung des Beckenbodens notwendig ist. Allerdings sollte damit erst begonnen werden, wenn die OP-Narbe wieder verheilt ist. Das kann durchaus bis zu zwölf Wochen dauern.

Da bei einem Kaiserschnitt Muskeln sowie Faszien (Bindegewebsstrukturen) durchtrennt worden sind, die von Nerven durchzogen sind, kann die Kommunikation zwischen Gehirn und Muskel unterbrochen sein, sodass man zunächst kein Gefühl für die innere, tief liegende Bauchmuskulatur mehr hat und diese nicht ansteuern kann. Hier kann gezieltes Training des Beckenbodens und die Aktivierung von Mula sowie Uddiyana Bandha helfen, das Gefühl nach und nach wiederzuerlangen.

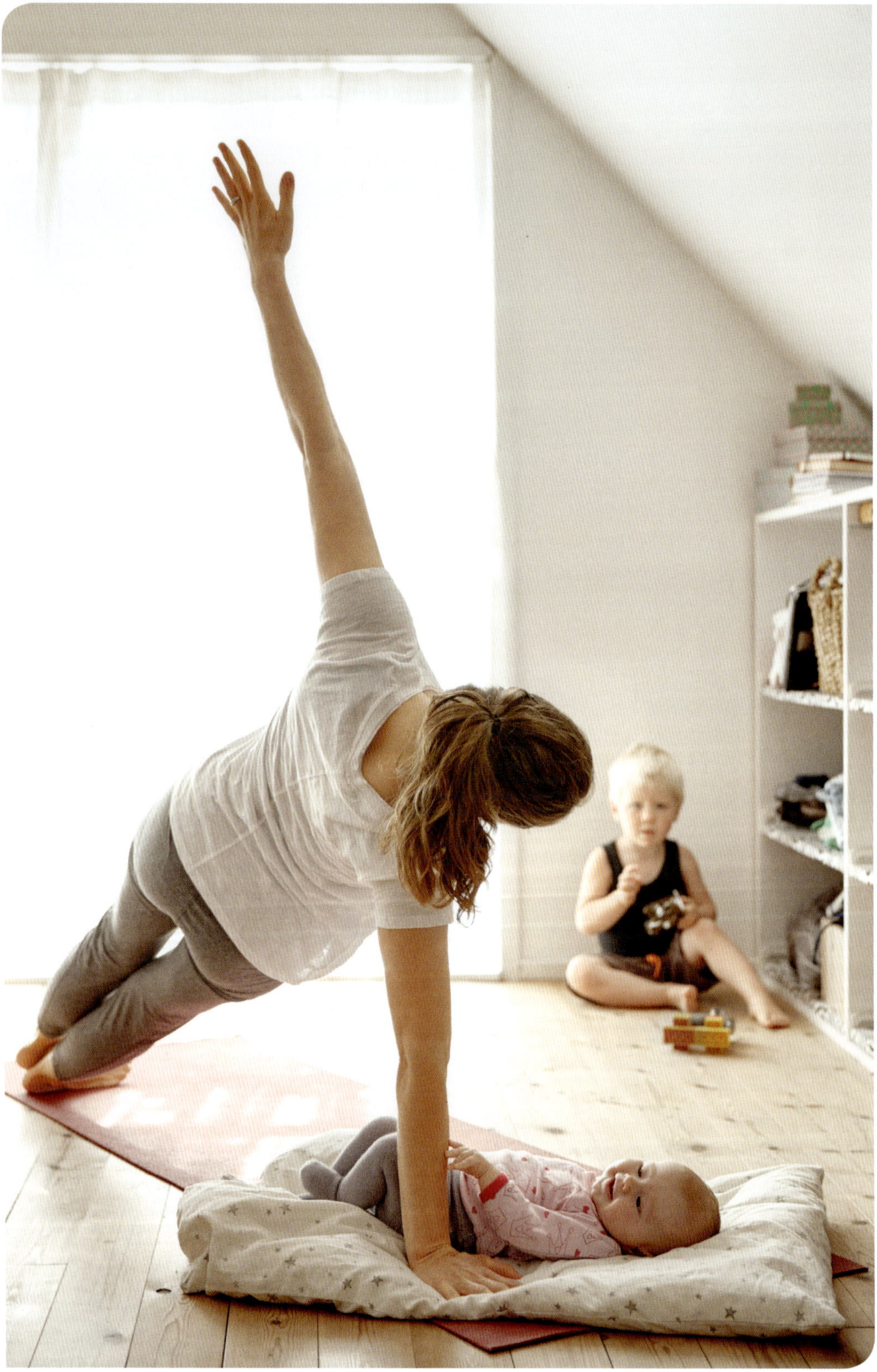

TEIL 3

Die Übungsreihen

Grundlagen des Übens

Im Folgenden geht es um all die Dinge, die Sie beim Üben beachten sollten. Die Übungen in diesem Buch sind so aufgebaut, dass grundsätzlich jede Frau sie ohne besondere Vorkenntnisse ausführen kann. Wenn Sie unter Beschwerden wie Kreislauferkrankungen, chronischen Schmerzzuständen, chronischen Erkrankungen der Atemwege oder der Gelenke leiden, sollten Sie vor dem Üben Rücksprache mit Ihrem Arzt halten. Auch bei akuten Erkrankungen sollten Sie vorsichtig sein und sich lieber schonen oder nur sehr behutsam üben.

Dieses Buch möchte Sie darin unterstützen, zu Hause zu Ihrer Yogapraxis zu finden. Es schadet aber nicht, zumindest hin und wieder auch eine Stunde bei einem erfahrenen Yogalehrer zu besuchen. Der Lehrer kann Sie in Ihren Haltungen korrigieren und Ihnen zeigen, wie Sie die Übungen Ihren ganz persönlichen Bedürfnissen, Ihrem Körperbau und Ihrem Trainingsniveau anpassen können.

Was Sie zum Üben brauchen

Keine Sorge, Sie benötigen nicht viel, um die Übungen in diesem Buch auszuführen. Wir sind sicher, dass Sie alles, was Sie wirklich brauchen, bereits besitzen. Zum Üben sollten Sie bequeme Kleidung tragen, die Sie nicht einengt. Es muss nicht die teure Trainingshose sein und auch kein Sport-BH – niemand sieht Sie! T-Shirt oder, wenn es kalt ist, ein Longsleeve oder ein bequemer Pullover und Jogginghose oder eine Leggings mit breitem Bund reichen völlig aus. Ob Sie beim Üben gerne einen BH tragen oder nicht, ist Geschmackssache – nur in das Gewebe einschneiden sollte er nicht.

Hilfreich ist eine rutschfeste Unterlage. Das kann eine Yoga- oder Gymnastikmatte sein oder auch ein rutschfester Teppich. Sollte Ihnen die Unterlage zu hart sein, können Sie sie mit einer zusammengefalteten Decke zusätzlich polstern. Auch für die Schlussentspannung ist es schön, eine Decke griffbereit zu haben – so können Sie sich zudecken, wenn Sie im Liegen schnell frösteln.

Für die Übungen im Sitzen ist es oft angenehm, eine Unterlage zu verwenden. Das muss kein Meditationskissen oder -bänkchen sein, auch jedes andere etwas festere Kissen eignet sich wunderbar. Oder Sie rollen eine Decke fest zusammen und benutzen diese als Unterlage. Statt eines Yogagurts, der bei manchen Übungen im Buch verwendet wird, können Sie auch einen »normalen« Gürtel nehmen – vielleicht werden Sie auch im Schrank Ihres Partners fündig, da Männer in der Regel etwas längere Gürtel besitzen. Außerdem raten wir oft zur Verwendung eines Yogablocks. Diesen können Sie auch durch ein dickes (am besten nicht zu schweres) Buch ersetzen – bei Bedarf auch durch mehrere Bücher!

Den Beckenboden beim Üben aktivieren

Bevor Sie mit Ihrer Yogapraxis beginnen und sich den Yoga-Asanas widmen, ist es notwendig zu wissen, wie Sie Ihren Beckenboden zuverlässig aktivieren. Wie Sie die einzelnen Schichten des Beckenbodens spüren können, haben Sie in unseren Wahrnehmungsübungen (ab S. 58) bereits geübt. Die nachfolgenden Übungen ähneln stark diesen Wahrnehmungsübungen, zielen aber noch mehr darauf ab, die Spannung bewusst zu halten und wieder zu lösen und dies darüber hinaus in Einklang zu bringen mit Ihrer Atmung. Wenn Sie erst einmal wissen, wie Sie Ihren Beckenboden effektiv anspannen, können Sie ihn bei jeder Ihrer Bewegungen im Alltag aktivieren und stärken. Tun Sie sich selbst etwas Gutes und führen Sie die Übungen regelmäßig durch, denn wie bereits gezeigt ist es nach der Schwangerschaft für den Körper der Frau mit am wichtigsten, den Beckenboden wieder in Form zu bringen.

Von Vorteil ist, wie bereits gezeigt, dass sich jede der drei Muskelschichten des Beckenbodens insoliert aktivieren lässt. Wir haben nur verlernt, diese Schichten anzusteuern. Wenn Sie durch regelmäßiges Üben Ihrem Gehirn wieder beibringen, die einzelnen Muskelgruppen gezielt zu aktivieren, werden Sie schon nach kurzer Zeit Ihren Beckenboden wieder ganz automatisch richtig einsetzen.

Am einfachsten ist es, die nachfolgenden Übungen zunächst im Liegen mit einem Kissen unter dem Gesäß auszuführen. Im nächsten Schritt üben Sie ohne Kissen und liegen flach auf dem Rücken. Wenn Sie Ihren Beckenboden gezielt ansteuern können, üben Sie im Sitzen, danach im Stehen. So bringen Sie durch die Schwerkraft einen zusätzlichen »Trainingspartner« ins Spiel.

AKTIVIERUNG DER DREI BECKENBODENSCHICHTEN

Zeit: ca. 1–2 Minuten pro Beckenbodenschicht
Effekte: Ein starker Beckenboden und mehr Energie
Hilfsmittel: Kissen
Häufigkeit: Am besten täglich

- Bequeme Rückenlage auf der Matte mit einem Kissen unter dem Gesäß. Falls möglich, die Augen schließen, damit Sie sich besser konzentrieren können.
- Die erste Schicht aktivieren: Stellen Sie sich vor, Sie stünden im Stau und müssten dringend auf die Toilette. Aber es sind noch 50 Kilometer bis zur Tankstelle und Sie können nirgends anhalten. Spannen Sie Ihren Unterleib so an, als würden Sie gegen Ihren Harndrang kämpfen. Das, was Sie jetzt spüren, ist die unterste, erste Schicht des Beckenbodens. Bleiben Sie bei dieser Schicht und beginnen Sie, diesen Muskel gezielt anzuspannen und wieder loszulassen. Nun kommt noch der Atem hinzu: Mit der Ausatmung die Spannung aufbauen und mit der Einatmung lösen. Nach 5 bis 6 Wiederholungen pausieren.
- Die zweite Schicht aktivieren: Spannen Sie nun Ihre Pomuskeln an und spüren Sie in den Bereich zwischen Ihren beiden Sitzhöckern. Bleiben Sie mit Ihrer Aufmerksamkeit bei diesem Bereich und spannen Sie ihn isoliert an, ohne Ihre Gesäßmuskeln dabei anzuspannen. Nun mit jeder Ausatmung über die innere Muskulatur die Sitzbeinhöcker zueinanderziehen und mit der Einatmung loslassen. Nach 5 bis 6 Wiederholungen pausieren.
- Die dritte Schicht aktivieren: Die tiefe Schicht des Beckenbodens ist die wichtigste. Diese liegt, wie zuvor beschrieben, höher als die anderen Schichten zwischen Kreuzbein und Schambein. Bleiben Sie entspannt auf dem Rücken liegen und stellen Sie sich vor, dass ein Gummiband zwischen Kreuzbein und Schambein gespannt ist. Dieses Band versuchen Sie nun anzusteuern, mit der Anspannung zieht sich das Gummiband zusammen und Sie ziehen es bewusst nach oben in Richtung Nabel, dann lassen Sie es wieder los. Und nun kommt wieder die Atmung dazu: Mit der Ausatmung aktivieren Sie das imaginäre Gummiband, mit der Einatmung lösen Sie es. Nach 5 bis 6 Wiederholungen machen Sie eine kleine Pause.
- Nun aktivieren Sie alle Schichten der Reihe nach, von unten nach oben. Ziehen Sie dabei die Spannung ganz bewusst in Richtung Bauchnabel und bleiben Sie beim zuvor geübten Atemrhythmus: Mit der Ausatmung Spannung aufbauen, mit der Ausatmung wieder loslassen.

- Entspannen Sie am Ende der Übung in Rückenlage und lassen Sie die Atmung ganz ruhig und gleichmäßig fließen.

Varianten

- Führen Sie die Übung auch im Sitzen oder im Stehen durch.

Tipp

Ist Ihr Baby während des Übens dabei, lassen Sie Ihre Augen geöffnet, während es neben Ihnen liegt. Ihr Kind kann auch auf Ihrem Schoß sitzen – oder Sie verwenden ein Tragetuch und üben im Stehen.

Falls Sie einzelne Schichten noch nicht ansteuern können, machen Sie sich bitte keine Sorgen. Allein die Vorstellung und die mentale Ausrichtung sorgen dafür, dass dieser Bereich gedanklich angesteuert und dadurch mit Energie versorgt wird, selbst wenn Sie es vielleicht noch nicht physisch spüren können. Geben Sie nicht auf, mit der Zeit werden Sie mehr und mehr wahrnehmen können.

Üben im Alltag

Der Beckenboden leitet, wie Sie inzwischen wissen, die Aufrichtung der Wirbelsäule ein. Wenn Sie Ihren Beckenboden vor jeder Tätigkeit, die mit Bücken, Heben oder auch Drehen zu tun hat, aktivieren, beugt das Rückenschmerzen, einem Bandscheibenvorfall, Inkontinenz oder sogar Organabsenkungen vor. Beginnen Sie vor Ihren körperlichen Tätigkeiten immer damit, sich aufzurichten und die einzelnen Schichten zu aktivieren. Insbesondere die Aktivierung der dritten Schicht ist wichtig – ziehen Sie also das imaginäre Gummiband zwischen Kreuzbein und Schambein zusammen und hoch. Halten Sie diese Spannung, atmen Sie entspannt weiter und tun Sie, was auch immer Sie zu tun haben.

Niemand kann es sehen

Egal, welche Schicht Sie gerade aktivieren, niemand kann es sehen. Das ist das Beste daran. Sie können Ihren Beckenboden aktivieren, während Sie morgens noch im Bett liegen, während Sie im Auto sitzen oder an der Kasse im Supermarkt stehen. Mit etwas Übung gelingt es Ihnen sogar in Bewegung, zum Beispiel wenn Sie die Spülmaschine einräumen oder Staub saugen.

Wir kennen viele Mütter, die ihren Beckenboden nicht trainieren, weil sie meinen, sie hätten dazu einfach keine Zeit. Gerade weil Zeitmangel im Leben mit einem Kind eine so große Rolle spielt, ist es wichtig, die Übungen in den Alltag zu integrieren. Nutzen Sie die zwei Minuten, die Sie morgens noch im Bett liegen können, bevor Sie Ihr Baby stillen, fünf Minuten, wenn Ihr Baby Mittagsschlaf hält und weitere zwei Minuten vor dem Schlafengehen. Man muss nicht immer lange üben – und ein wenig ist immer noch besser als gar nicht. Wenn Sie Ihren Beckenboden in dieser Weise im Alltag immer mal wieder bewusst anspannen und entspannen, ist dies nicht nur ein Training für die innere Aufrichtung und mehr Energie, es ist auch eine Achtsamkeitsübung, da Sie immer wieder bewusst innehalten und in Ihren Körper spüren. Die Lenkung Ihrer Aufmerksamkeit zu Ihrem Beckenboden bringt Sie gedanklich zu sich selbst und zu Ihrer Atmung und damit ins Hier und Jetzt.

Der Atem beim Üben

Yogis sagen, dass wir über die Atmung nicht nur Sauerstoff aufnehmen, sondern auch Prana – die Lebensenergie. Atmen ist Leben; je tiefer wir atmen, desto mehr Lebensenergie nehmen wir auf. Deswegen atmen wir im Yoga ganz tief und ruhig ein und aus, am besten durch die Nase. Das Atmen durch die Nase hat gleich mehrere Vorteile: Die Luft wird erwärmt und Staubpartikel werden aus der Luft herausgefiltert, der Atemwiderstand ist größer, sodass wir den wichtigsten Atemmuskel – das Zwerchfell – besonders intensiv trainieren. Nach der Energielehre des Yoga aktivieren wir so auch zwei ganz besondere Energiekanäle, die links und rechts von der Nase sitzen: Ida und Pingala Nadi. Diese beiden Energiekanäle sorgen für einen energetischen Ausgleich zwischen rechter und linker Körperseite. Den Körperseiten – und den Energiekanälen – werden bestimmte Eigenschaften zugeschrieben. Die rechte Seite steht für die Sonnenseite, für Aktivität und den männlichen Part in uns. Die linke Seite dagegen entspricht der beruhigenden, ausgleichenden weiblichen Mondseite. Diese beiden Teile in uns, die jeder in sich trägt, gilt es zu harmonisieren.

IDA NADI = rechte Seite, Sonnenseite, Aktivität, männliche Qualitäten

PINGALA NADI = linke Seite, Mondseite, Ruhe, weibliche Qualitäten

Wenn Sie Ihren Handrücken unter die Nase halten und dabei etwas fester ausatmen, werden Sie vermutlich feststellen, dass die Atemluft nicht ganz gleichmäßig durch beide Nasenlöcher fließt – durch eines strömt mehr, durch das andere weniger Luft aus. Diese Verteilung wechselt im Lauf des Tages mehrmals zwischen linkem und rechtem Nasenloch und ist nie absolut gleich. Dazu kommt, dass oft noch eine Nasenseite verstopft ist, was zu einem zusätzlichen Ungleichgewicht führt. Dieses Ungleichgewicht können wir durch eine tiefe und bewusste Atmung ausgleichen. Ebenso können wir antrainierte Atemmuster und damit zusammenhängende Emotionen auflösen. Durch die tiefe Atmung fühlen wir uns insgesamt freier und gelöster.

Darüber hinaus ist unser Atem auch ein ganz wundervoller »Belastungsmesser«. Reicht die Luft, die durch die Nase einströmt, nicht mehr aus, um den Körper mit Sauerstoff zu versorgen, und müssen Sie folglich zur Mundatmung übergehen, ist das ein ziemlich sicheres Zeichen dafür, dass Sie zu intensiv üben. Überlastung bedeutet: keine Luft zum Atmen. Schalten Sie also einen Gang runter oder machen Sie so lange Pause, bis Sie wieder tief und entspannt durch die Nase ein- und ausatmen können.

Die Pause

Hören Sie auf sich und Ihren Körper! Gerade mit einem Neugeborenen ist jeder Tag – und auch jede Nacht – anders. Deswegen ist es wichtig, ganz dem eigenen Wohlbefinden und dem eigenen Energieniveau entsprechend zu üben. Das bedeutet, dass Sie sich je nach Tagesform jederzeit auch zwischen den Übungen in eine »Pausenposition« begeben können.

Wir erkennen in unseren Kursen gerade die geübten Yogis daran, dass sie öfter mal eine Pausenhaltung einnehmen. Genau das »trauen« sich Yoga-Anfänger häufig nicht, weil sie unbedingt mit dem Tempo der Gruppe mithalten wollen. Geübte Yogis wissen, dass es im Yoga nicht ums Mithalten geht, sondern darum, sich gut zu fühlen. Egal, ob Sie also Anfänger oder bereits fortgeschritten sind: »Trauen« Sie sich, gehen Sie häufiger in eine Pausenhaltung, um Zeit und Raum zu haben, in sich hineinzuspüren und zu fühlen, wie die Übung wirkt. Es lohnt sich. Wenn sich eine bestimmte Pausenhaltung für Sie unbequem oder unstimmig anfühlt, versuchen Sie es mit einer anderen – so lange, bis Sie die für Sie richtige Position gefunden haben.

Im Folgenden stellen wir Ihnen die wichtigsten Pausenpositionen vor.

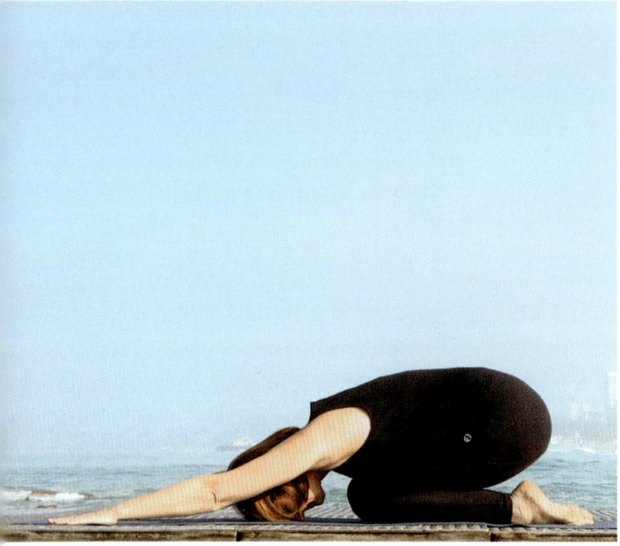

DIE KINDHALTUNG

- Dies ist die »klassische« Pausenposition im Yoga. Die Energie sammelt sich in dieser Haltung in der Körpermitte und bringt Ihnen neue Kraft.
- Der Beginn ist im Fersensitz auf der Matte. Den Bauch dabei auf den Oberschenkeln ablegen und die Stirn auf den Boden senken. Die Arme sind nach vorne ausgestreckt oder liegen seitlich neben dem Körper oder als »Kissen« unter der Stirn. Als Hilfsmittel kann in der Kindhaltung ein Kissen unter dem Gesäß platziert werden.

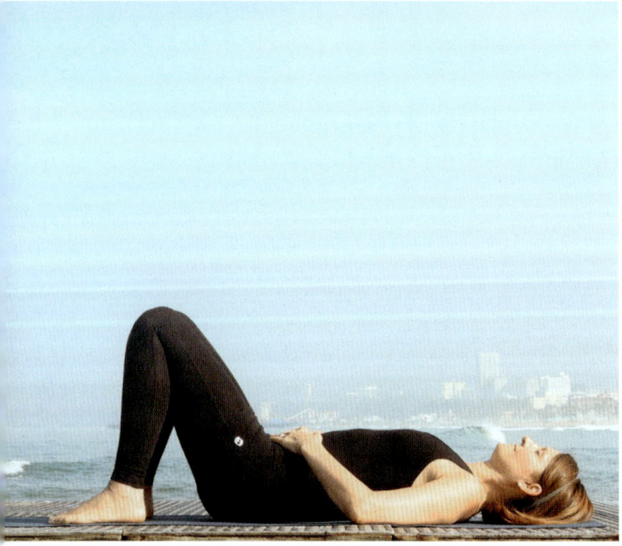

AUFGESTELLTE FÜSSE IN RÜCKENLAGE

- Übt man eine Asana in Rückenlage, ist es unter Umständen unbequem, dauernd die Stellung zu wechseln, um in die Kindhaltung zu kommen. Hierfür gibt es Alternativen in der Rückenlage. Der untere Rücken wird entlastet und die Spannung weicht aus dem Körper.
- Rückenlage, die Augen sind nach Möglichkeit geschlossen, die Hände ruhen auf dem Unterbauch, die Beine sind angewinkelt oder die Knie zur Brust gezogen. Der Kopf liegt entspannt auf dem Boden oder auf einem Meditationskissen. Alle Spannung an den Boden abgeben.

SHAVASANA

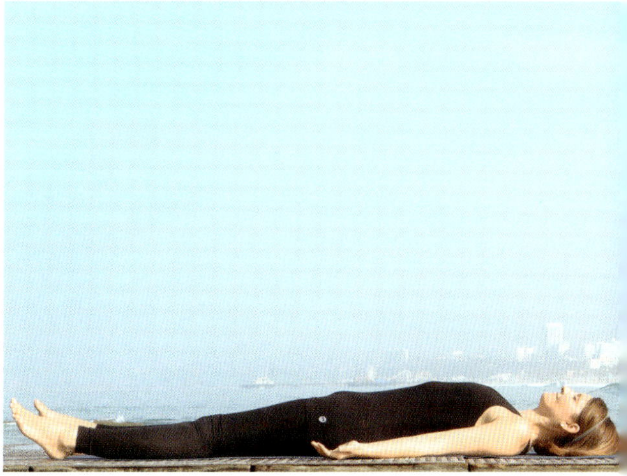

- Dies ist eine der bekanntesten Pausen- und Entspannungshaltungen, die sich auch als Abschluss einer Übungssequenz anbietet. In Shavasana kann eine tiefe innere Ruhe entstehen.
- Flache Rückenlage. Die Arme liegen je nach Vorliebe auf dem Unterbauch oder so weit vom Körper entfernt, dass sie den Rumpf nicht berühren; in diesem Fall sind die Handflächen nach oben geöffnet. Die Beine liegen ausgestreckt und etwas voneinander entfernt auf dem Boden. Knie und Füße leicht nach außen sinken lassen und alle Spannungen in den Boden abgeben. Wenn möglich, Augen schließen.

VORBEUGE

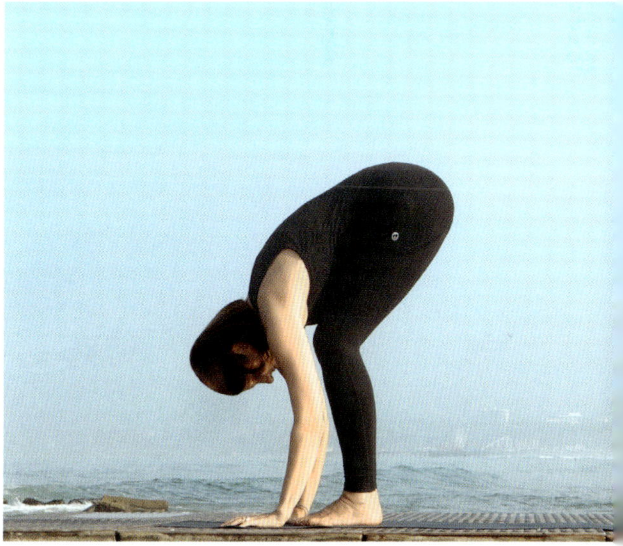

- Eine Entspannungshaltung im Stehen, die die gesamte Körperrückseite dehnt. Bei der Vorbeuge ist es wichtiger, dass der Bauch die Oberschenkel berührt, als dass die Beine gestreckt sind. Am wichtigsten ist, dass Sie sich wohlfühlen und tief atmen können.
- Gerade und aufrecht stehen mit hüftbreit geöffneten Beinen. Den Oberkörper mit geradem Rücken so weit nach vorne beugen, bis der Bauch die Oberschenkel berührt. Lieber die Beine etwas beugen und die Hände auf den Schienbeinen lassen, als mit krummem Rücken die Beine gestreckt halten.

Varianten beim Üben

Wenn wir in unseren Kursen von Varianten sprechen, denken die meisten dabei sofort an eine »leichte« oder »schwere« Variante. Bei uns geht es jedoch nicht darum, »besser« oder »schlechter« zu sein und deshalb die leichte oder schwere Variante zu üben. Es geht einzig darum, die für Sie passende Übung zu finden. Und zwar für HEUTE passend. Es kann durchaus sein, dass Sie heute die eine Variante üben und schon morgen eine andere. Wir fühlen uns jeden Tag anders, wir essen jeden Tag andere Gerichte und wechseln unsere Kleidung. Warum sollte dann also die Asana täglich die gleiche sein?

Wir zeigen Ihnen für viele Übung ein bis zwei Varianten. Welche der Varianten Sie wählen, hängt einzig von Ihrer Tagesform ab. Wichtig ist im Yoga: Weniger ist mehr. Eine der größten Herausforderungen im Yoga ist es auch für geübte Yogis immer wieder, ganz bewusst den Leistungsdruck des Alltags aus der Yogapraxis herauszuhalten. Also eben nicht das »Höher, Schneller, Weiter« des Alltags mit auf die Yogamatte zu bringen, sondern sich stattdessen selbst zu fragen: Was ist heute das richtige Yoga für mich? Und dabei zu erspüren, wie man sich heute fühlt, was einem heute guttut und welche Variante heute die richtige für den eigenen Körper ist. Wenn man es dann schafft, das zu tun, was sich richtig anfühlt, anstelle dem perfekten Yogabild auf Instagram nachzueifern, ist man auf dem richtigen Weg. Denn das ist Yoga!

Als Gradmesser nutzen wir hierzu, wie zuvor erwähnt, immer die Atmung. Fließt der Atem wirklich frei und gleichmäßig, haben Sie für heute die passende Variante gefunden. Wird der Atem schneller oder stockt sogar, dann ist diese Variante heute zu fordernd.

Wenn Sie beginnen, den Atem für sich zu nutzen, wird sich Ihre Welt verändern. Denn Sie haben damit ein machtvolles Werkzeug, das nichts kostet und das Sie auch in vielen anderen Lebensbereichen als Gradmesser nutzen können. Denken Sie bitte daran: Durch die Atmung nehmen wir Lebensenergie auf. Wie unsinnig ist es dann, die Atmung stocken zu lassen und sich von der Lebensenergie abzuschneiden? Also atmen Sie, wann immer Sie können, tief und ruhig. Beim Spazierengehen mit dem Kinderwagen, beim Gang durch den Supermarkt, beim Autofahren, bei Ihren vielen alltäglichen Pflichten wie Windeln wechseln oder auch beim Stillen. Dann wird die bewusste Atmung zu einer Art Mini-Meditation, die Sie nach Belieben in Ihren Alltag einbauen können. Atmen Sie. Denn Ihr Atem ist Ihr Leben!

Der Übungsabschluss

Die Abschlusssequenz sollte ein fester Bestandteil Ihrer Übungspraxis sein. Sie gleicht die Energien aus und leitet die körperliche wie mentale Entspannung ein. Deswegen empfehlen wir Ihnen, immer die Übungsreihe 10 (ab S. 150) als Abschlussprogramm zu wählen. Wenn Sie sich einmal so richtig entspannen möchten, können Sie natürlich auch ausschließlich die Übungsreihe 10 als eigenständige Yogapraxis üben.

Haben Sie keine Zeit für eine längere Abschlusssequenz, reicht es zur Not auch, für einige Minuten in Shavasana (siehe S. 88 und Kasten) oder eine Meditationshaltung zu gehen, um die Yogasequenz zu beenden.

Shavasana – achtsame Ruhe

Die deutsche Übersetzung dieser beliebten Entspannungshaltung mag zunächst befremdlich wirken: »Shava« heißt so viel wie Leichnam – Shavasana ist demnach die Leichen- oder Totenhaltung. Tatsächlich ist es das Ziel in dieser Haltung, sich ganz dem Boden, auf dem man liegt, zu überlassen, Anspannungen an ihn abzugeben und reglos dazuliegen wie ein Toter. Trotz aller äußerlichen Ruhe bleibt der Geist jedoch achtsam und nimmt sich selbst und seine Umwelt bewusst wahr.

Die Übungsreihen

Nachfolgend finden Sie zehn ausgewählte Übungsreihen, jede mit einem etwas anderen Schwerpunkt:

Übungs-Videos

Sie können mit den Übungsreihen in diesem Buch ganz flexibel so arbeiten, wie es Ihnen entspricht. Auf unserem UNIT Yoga YouTube-Kanal (zu finden auf www.unit-yoga.de unter dem Menüpunkt YOGA Videos) finden Sie unter dem Stichwort »Postnatales Yoga« zu allen Übungsreihen Videos. Bevor Sie diese Videos für Ihre persönliche Yogapraxis nutzen, lesen Sie bitte immer die Hinweise zu den einzelnen Übungen im Buch.

Der Aufbau der Übungsreihen

Der Aufbau unserer Übungsprogramme ist einfach, aber effektiv. Wir haben unsere zehn Yoga-Übungsreihen bewusst mit ganz unterschiedlichen Schwerpunkten entwickelt. Jede Übungsreihe dauert für sich genommen circa 10 bis 15 Minuten. Dies ist eine realistische Zeitspanne, in der Sie in Ihrem Alltag mit Baby Yoga üben können, ohne dass Ihr Baby gestillt oder gewickelt werden muss.

Sollten einmal Oma, Opa oder Ihr Partner auf das Baby aufpassen, dürfen Sie natürlich auch gern mehrere Übungsreihen hintereinander üben. Denken Sie jedoch daran: Selbst wenn Sie nur eine einzige Übung schaffen, ist das besser, als wenn Sie gar nichts machen.

Die Übungsauswahl

Die Übungsreihen 1 und 2 sind für sich genommen schon ein sehr effektives Ganzkörpertraining. Wenn Sie ein wenig mehr machen wollen, können Sie eine dieser beiden Übungsreihen auch als Aufwärmtraining nutzen, um danach eine weitere Übungsreihe anzuschließen. Die Übungsreihen 4 bis 8 legen den Schwerpunkt jeweils auf eine bestimmte Körperpartie. Übungsreihe 3 ist ideal, wenn Sie sich in Ihrem Alltag kraftlos fühlen, Übungsreihe 9 sorgt für mehr mentale Stabilität im Alltag. Nehmen Sie sich bitte auch immer die Zeit, als Abschluss die Übungsreihe Nummer 10 zu üben. Diese Übungsreihe wirkt wunderbar entspannend und bringt Sie mehr zu sich selbst.

Wundern Sie sich bitte nicht, wenn Ihnen einige der Übungen schwerfallen. In der Regel sind gerade das die besten Übungen für Sie. Warum? Weil diese Übungen genau die Regionen in Ihrem Körper ansprechen, die Sie vermutlich lange nicht mehr beachtet haben.

Das Wichtigste auf einen Blick

- Hören Sie auf Ihren Körper.
- Atmen Sie tief und gleichmäßig.
- Nutzen Sie die Variationen Ihrer Tagesform entsprechend.
- Machen Sie Pausen in Pausenhaltungen.
- Beziehen Sie Ihren Beckenboden (Seite 72) mit ein.

ÜBUNGSREIHE 1: TAKE IT EASY

Zeitaufwand:
ca. 10 bis 15 Minuten, je nach gewünschter Wiederholung der einzelnen Übungen

Positive Effekte:
Anregung des Energieflusses, Mobilisierung aller Gelenke, Förderung der Durchblutung

Diese Übungsreihe gibt Ihnen die Möglichkeit, Ihren Körper erst einmal »aufzuwecken«. Sanfte Mobilisierungsübungen und Dehnungen bringen Körper und Geist in Schwung und die Energie zum Fließen. Oft bleibt danach noch genug Energie für eine weitere Übungsreihe – oder einzelne Asanas. Aber natürlich ist es auch absolut in Ordnung, diese Übungsreihe nur für sich genommen zu üben. Um den Beckenboden miteinzubeziehen, aktivieren Sie ihn während des Übens wie auf Seite 72 beschrieben.

KREISATMUNG

- Gerade und aufrecht stehen, Schultern sind entspannt, die Beine sind hüftbreit geöffnet. Das Brustbein in Richtung Decke heben, um den Rücken aufzurichten.

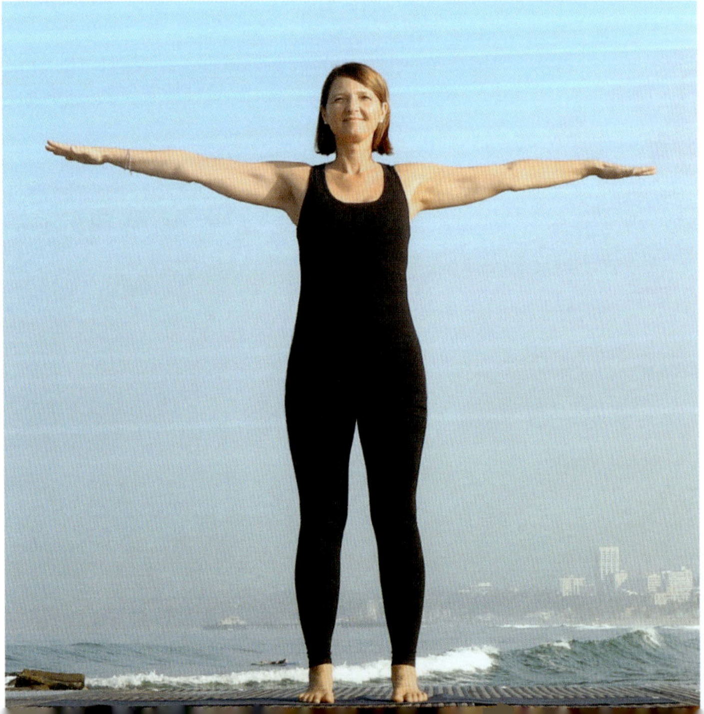

- Die Handinnenflächen auf der Höhe des Unterbauchs zusammenführen, die Finger zeigen in Richtung Boden.
- Mit dem Einatmen die Finger nach oben drehen und die Arme über vorne nach oben strecken.
- Mit dem Ausatmen die Arme in einer Kreisbewegung über die Seite sinken lassen. Im Bewegungsfluss fortfahren.
- Wiederholungen im Bewegungsfluss: 5 bis 8 Runden

Positive Effekte: Den Körper in Bewegung bringen, Konzentration und Energie aufbauen

Tipp: Beziehen Sie den Beckenboden durch Aktivierung insbesondere bei der Einatmung mit ein und halten Sie die Spannung auch beim Ausatmen. Üben Sie diese Übung gern auch einmal »mental«, wenn Sie im Supermarkt an der Kasse stehen.

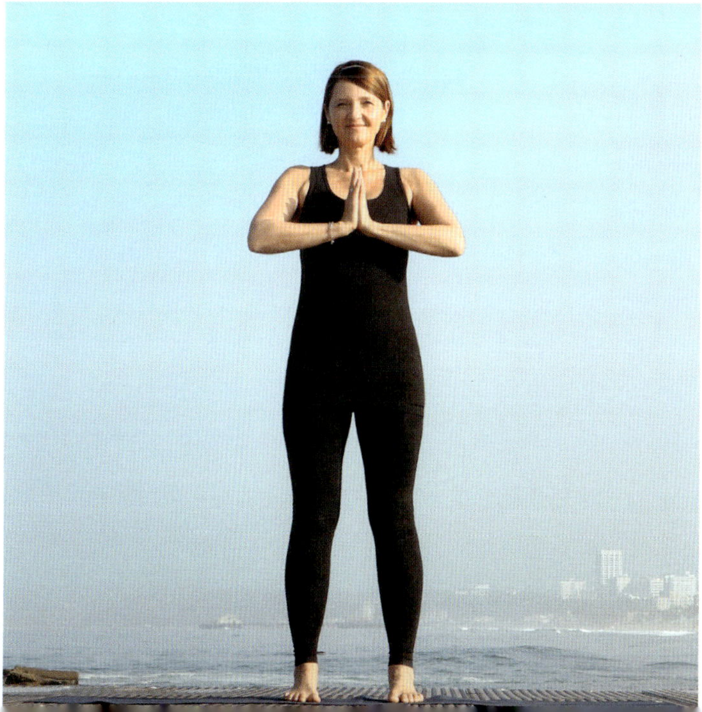

SCHULTER KREISEN

- Gerade und aufrecht stehen, die Beine sind hüftbreit geöffnet, die Schultern entspannt. Das Brustbein in Richtung Decke heben, um aufgerichtet zu bleiben, der Beckenboden ist aktiv.
- Die Fingerspitzen auf die Schultern legen. Mit dem Einatmen die Ellbogen und Schultern nach vorne und oben führen.
- Mit dem Ausatmen die Ellbogen und Schultern von oben nach hinten und unten führen. Im Bewegungsfluss fortfahren.
- Wiederholungen im Bewegungsfluss: 8 bis 10 Wiederholungen.

Positive Effekte: Mobilisation der Schultergelenke, Erwärmung und Durchblutung der das Schultergelenk umspannenden Muskulatur

Tipp: DIE Wunderwaffe bei Nackenverspannungen!

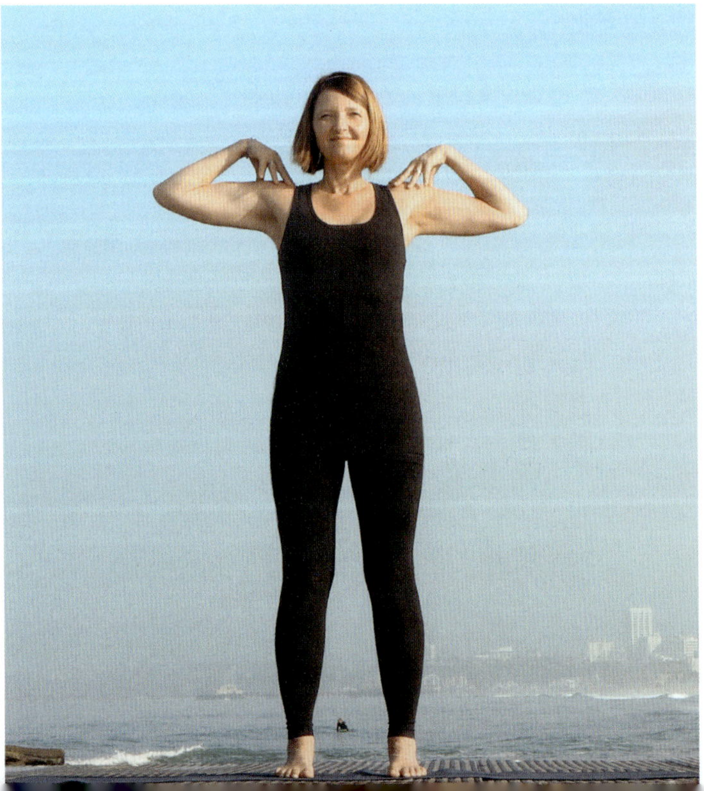

HÜFTKREISEN

- Gerade und aufrecht stehen, die Füße sind mattenbreit aufgestellt. Das Brustbein in Richtung Decke heben, damit der Rücken aufrecht bleibt, die Knie sind für einen stabilen Stand leicht gebeugt, der Beckenboden ist aktiv.
- Die Hände in die Hüften nehmen und die Hüften in großen Kreisen um die Körperachse herum kreisen. Die Ellbogen werden hinter dem Rücken zusammengezogen, damit mehr Raum für den Atem entsteht.
- Nach 5 bis 8 Kreisen die Seite wechseln.

Positive Effekte: Mobilisierung und Erwärmung, fördert die Durchblutung im Hüftgelenk

Tipp: Beziehen Sie den Beckenboden durch Aktivierung insbesondere bei der Einatmung mit ein und halten Sie die Spannung auch beim Ausatmen. Wenn Sie Ihr Kind bevorzugt auf einer Körperseite tragen, kann dies die Hüfte einseitig belasten. Hier kann jede Bewegung Lockerung und Ausgleich herbeiführen.

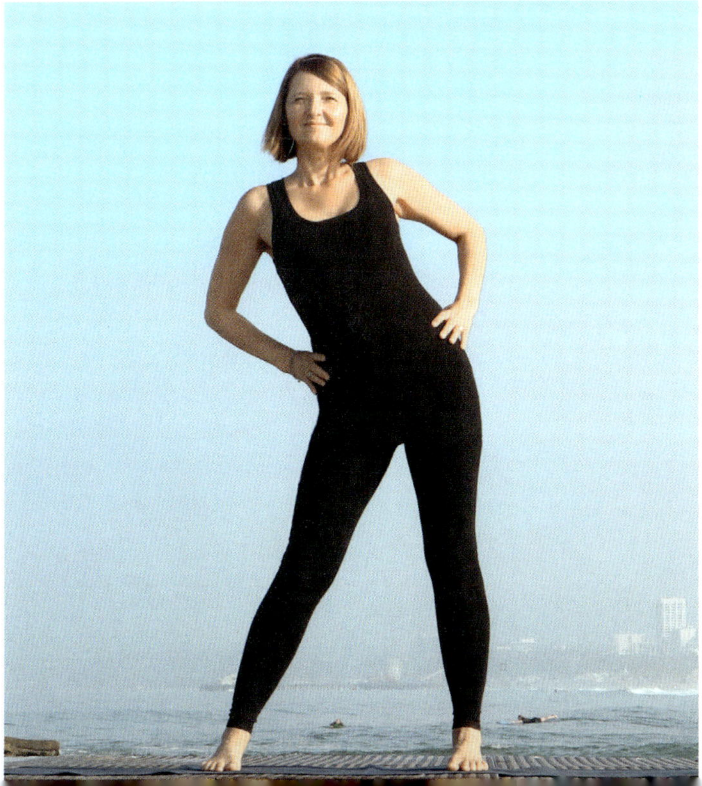

VORBEUGE – RÜCKBEUGE

- Gerade und aufrecht stehen, die Schultern sind entspannt, indem die Schulterblätter zur Wirbelsäule ziehen. Das Brustbein gleichzeitig in Richtung Decke heben, Die Hände an die Hüften legen. Auch hier die Ellbogen hinter dem Rücken zueinanderziehen.
- Mit dem Ausatmen den Oberkörper parallel zum Boden nach vorne beugen, die Knie dabei leicht anwinkeln. Der Beckenboden ist aktiv, der Bauch zieht gegen die Schwerkraft in Richtung Wirbelsäule.
- Mit dem Einatmen den Beckenboden erneut aktivieren und leicht zurückbeugen, das Becken schiebt sich dabei leicht nach vorne.
- 5 bis 8 Wiederholungen vor- und zurückbeugen.

Positive Effekte: Mobilisierung der Hüfte und des Rückens

Tipp: Ziehen Sie bei der Rückbeuge bewusst die Schulterblätter zueinander und halten Sie aktiv die Bauchspannung. Gerade für Mütter mit durch das Stillen stark nach vorne hängenden Schultern kann die Öffnung im Brustraum sehr wohltuend sein!

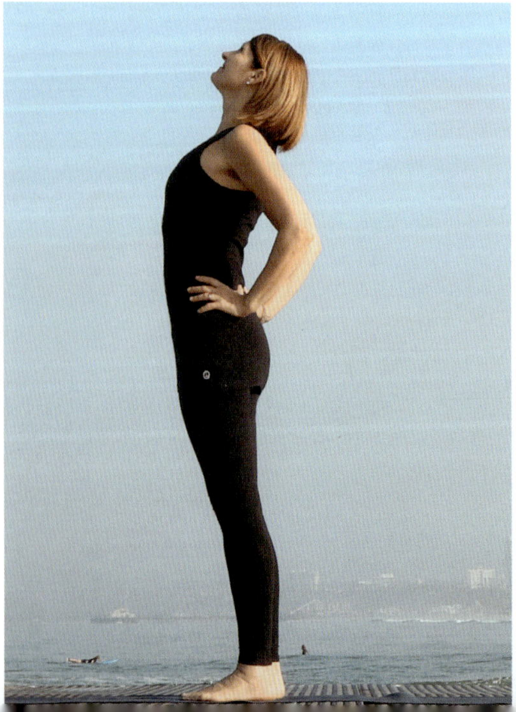

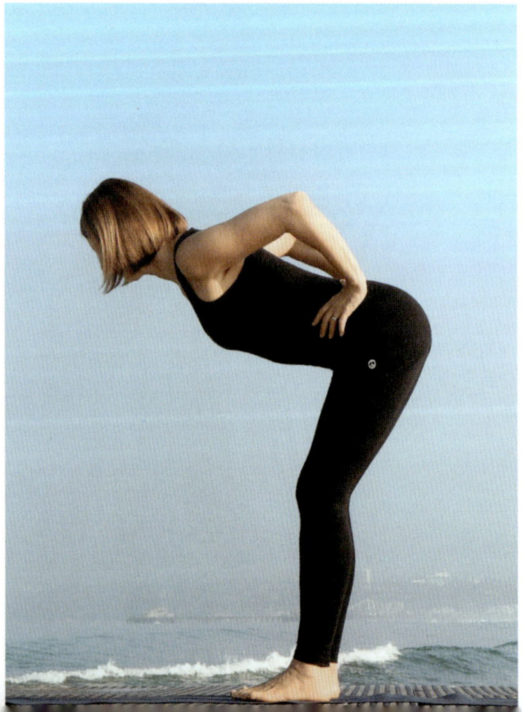

GANZKÖRPERSTRETCH

- Gerade und aufrecht stehen, die Schultern sind entspannt. Das Brustbein in Richtung Decke heben, um den Rücken aufzurichten, der Beckenboden ist aktiv. Die Hände ineinander verschränken, die Handinnenflächen nach außen drehen.
- Mit dem Einatmen die gestreckten Arme in Richtung Decke heben. Nach oben »wachsen« und den Körper so lang ziehen, wie es geht. Diese Übung mit aktivem Beckenboden einige Atemzüge halten.
- Mit dem Ausatmen die Arme in einer Kreisbewegung über die Seite sinken lassen.
- Wiederholung: 1-mal für 5 bis 6 Atemzüge halten.

Variante A: Wenn Sie mögen, heben Sie beim Stretch die Fersen und richten Sie den Blick zur Decke.

Positive Effekte: Dehnt den gesamten Körper, wohltuend bei Rückenschmerzen

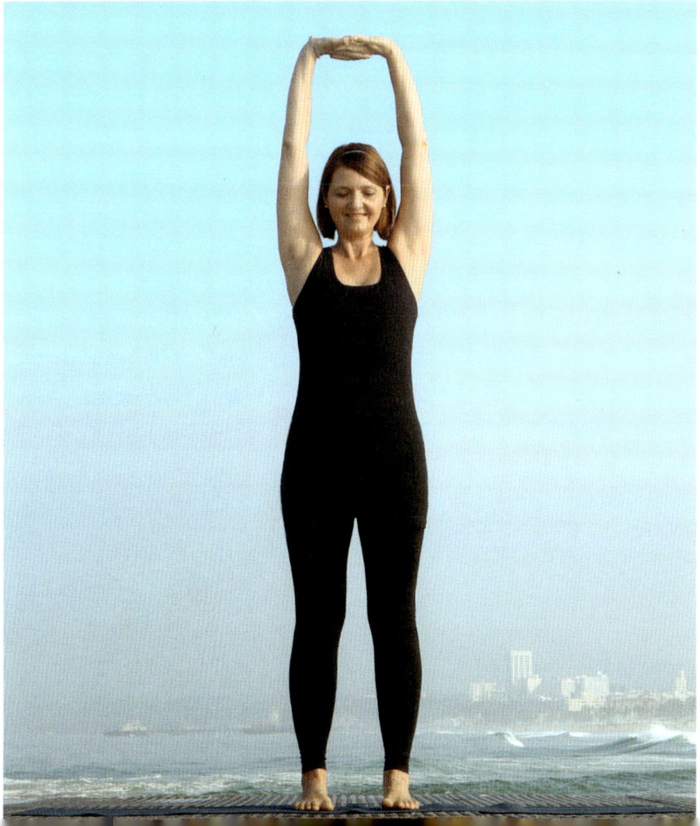

ÜBUNGSREIHE 2: SONNENGRUSS A

Zeitaufwand:
ca. 10 Minuten

Positive Effekte:
Anregung des Energieflusses und Beseitigung von Blockaden; kräftigend und ausgleichend

Mit dieser Variante des Sonnengrußes wird der Körper wechselseitig gekräftigt und gedehnt. Der Sonnengruß eignet sich zum Aufwärmen oder als eigenständige Sequenz. Sie finden zum Sonnengruß A auch ein Video unter: www.unit-yoga.de unter dem Menüpunkt YOGA Videos. Der Sonnengruß wird klassischerweise als »Flow« geübt, also als Abfolge von Asanas, und ist vor allem in seiner Ganzheit wirkungsvoll. Deshalb sollten die Übungen auch zusammenhängend geübt werden, damit Sie die positiven Effekte spüren können.

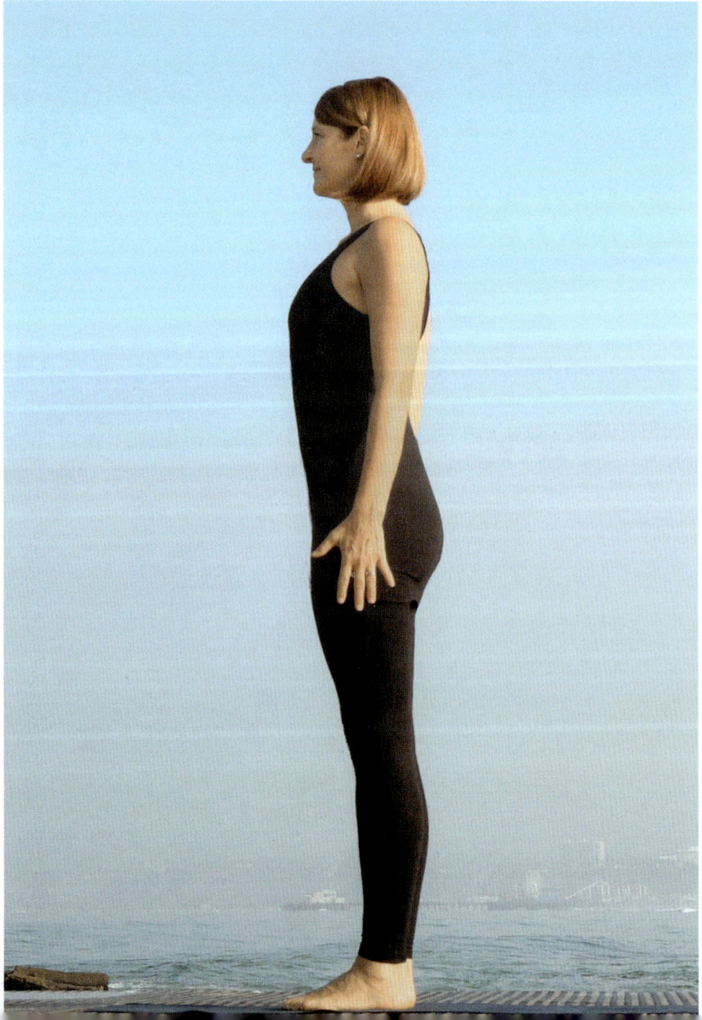

SAMASTHITI

- Gerader und aufrechter Stand, Füße geschlossen, die Atmung fließt tief und gleichmäßig.
- Brustbein ist in Richtung Decke gehoben, um den Rücken aufzurichten, Schultern sind entspannt, der Beckenboden ist aktiv (Bild: siehe linke Seite).

Variante A: Hüftbreiter Stand

BERG

- Einatmen. Aus dem Samasthiti die Arme über die Seite in Richtung Decke anheben. Handflächen aneinanderlegen. Der Blick kann den Händen nach oben folgen. Die Schultern sind entspannt.

Variante bei Schulterproblemen: Die Arme schräg nach vorne anheben.

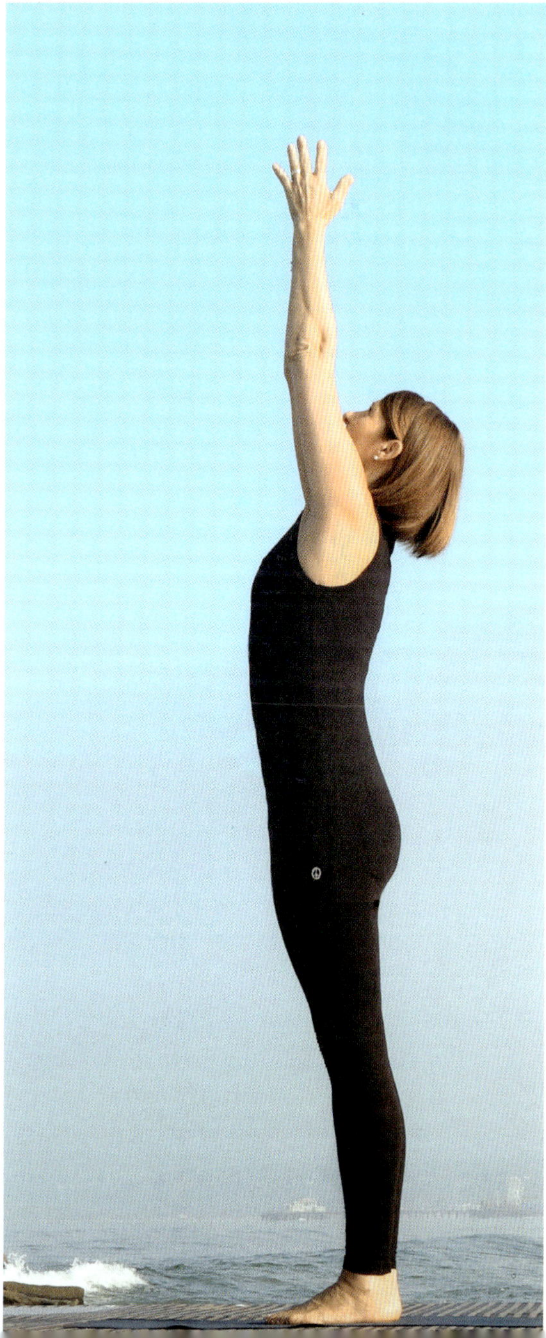

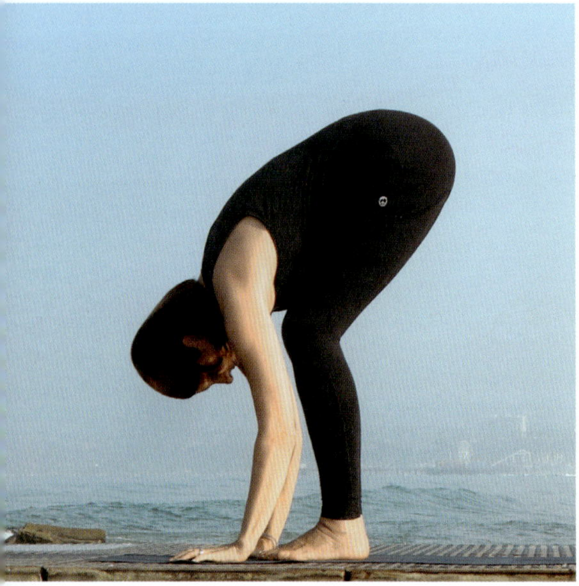

VORBEUGE

- Ausatmen. Den Oberkörper mit geradem Rücken nach vorne sinken lassen, der Bauch kann die Oberschenkel berühren. Die Knie leicht gebeugt lassen, der Beckenboden ist aktiv.

Variante A: Hände auf den Oberschenkeln oder Schienbeinen abstützen

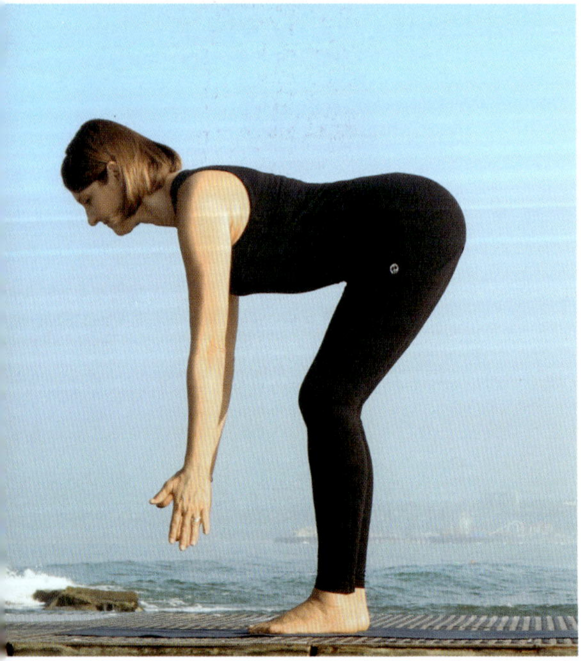

GERADER RÜCKEN

- Mit der Einatmung den Oberkörper aus der Vorbeuge heraus leicht anheben, der Beckenboden ist aktiv, der Bauchnabel zieht zur Wirbelsäule, die Wirbelsäule ist lang gestreckt, die Schulterblätter ziehen sanft zueinander.

Variante A: Gebeugte Knie
Variante B: Hände liegen auf den Oberschenkeln

KATZE UND KUH

- Ausatmend in den Vierfüßlerstand begeben, Arme sind schulterbreit geöffnet, und den Rücken abwechselnd runden (ausatmen) und ins Hohlkreuz gehen (einatmen).

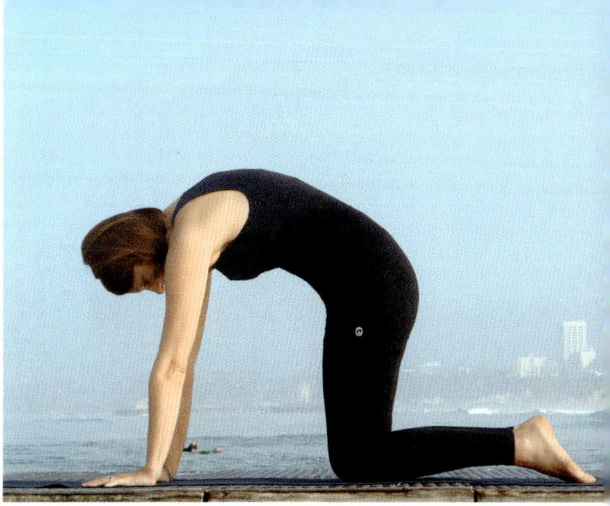

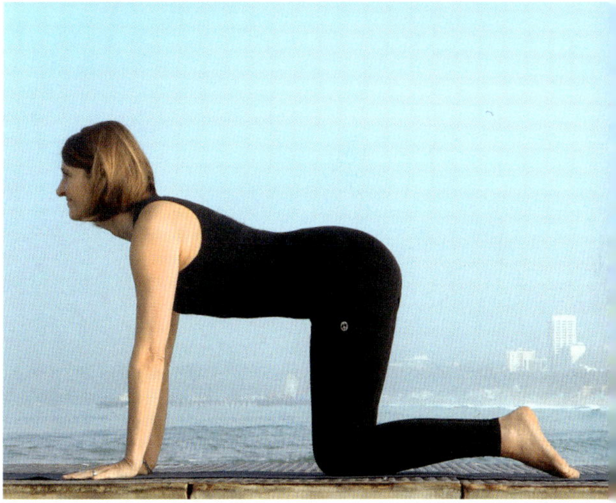

KOBRA

- Einatmend in die Bauchlage begeben, Hände unter den Schultern platzieren und aus der Kraft des Rückens den Oberkörper anheben. Beide Füße mit dem Spann in den Boden drücken, Bauch aktiv zur Wirbelsäule ziehen, Spannung im Beckenboden halten. Der Kopf bleibt in der Verlängerung der Wirbelsäule.

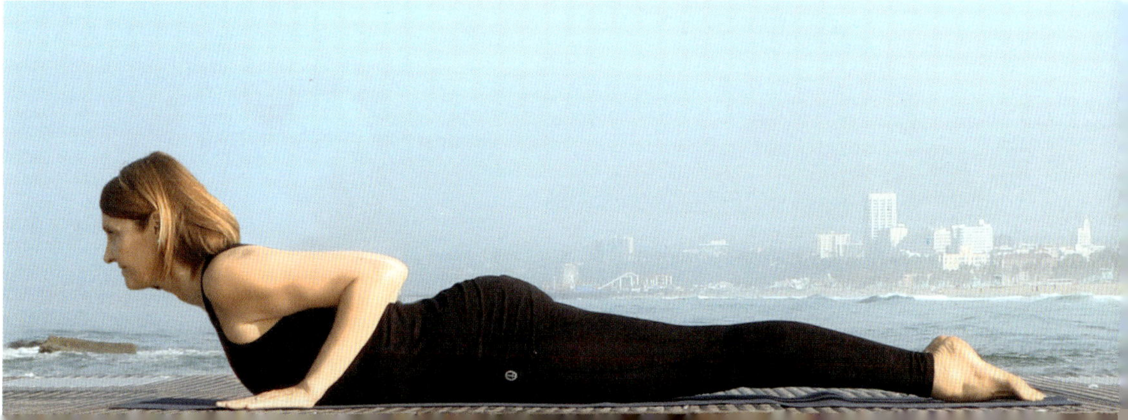

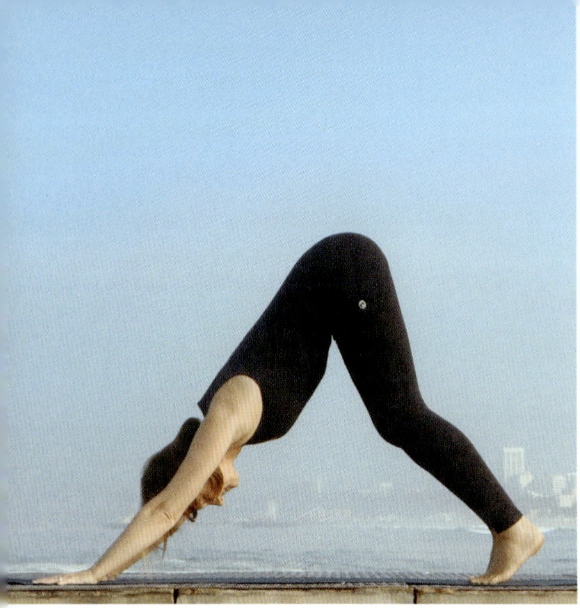

HERABSCHAUENDER HUND

- Mit der Ausatmung Gewicht auf die Hände verlagern, die Finger sind weit aufgefächert, und über den Vierfüßlerstand die Knie vom Boden abheben, Gesäß schiebt nach schräg hinten und oben in Richtung Decke, Beine strecken, Rücken bleibt gerade.

Variante: Knie beugen

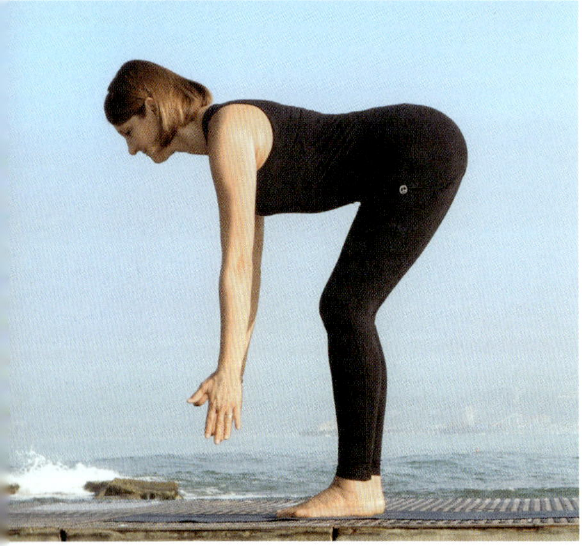

GERADER RÜCKEN

- Mit der Einatmung mit den Füßen zwischen die Hände laufen, der Beckenboden ist aktiv, der Bauchnabel zieht zur Wirbelsäule, die Wirbelsäule ist lang gestreckt, die Schulterblätter ziehen sanft zueinander.

Variante A: Hände liegen auf den Oberschenkeln

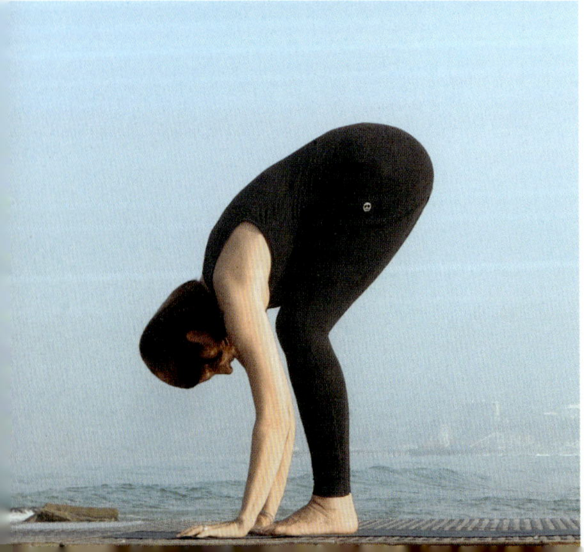

VORBEUGE

- Ausatmen. Oberkörper mit geradem Rücken nach vorne sinken lassen, der Bauch kann die Oberschenkel berühren. Knie leicht gebeugt lassen, der Beckenboden ist aktiv.

Variante A: Gebeugte Knie
Variante B: Hände auf den Oberschenkeln oder Schienbeinen abstützen

BERG

- Einatmend aus der Vorbeuge den Oberkörper heben und aufrichten, die Arme über die Seite in Richtung Decke anheben, Handflächen aneinanderlegen. Der Blick kann den Händen nach oben folgen. Die Schultern sind entspannt.

Variante bei Schulterproblemen: Die Arme schräg nach vorne anheben. Ausatmen – Samasthiti

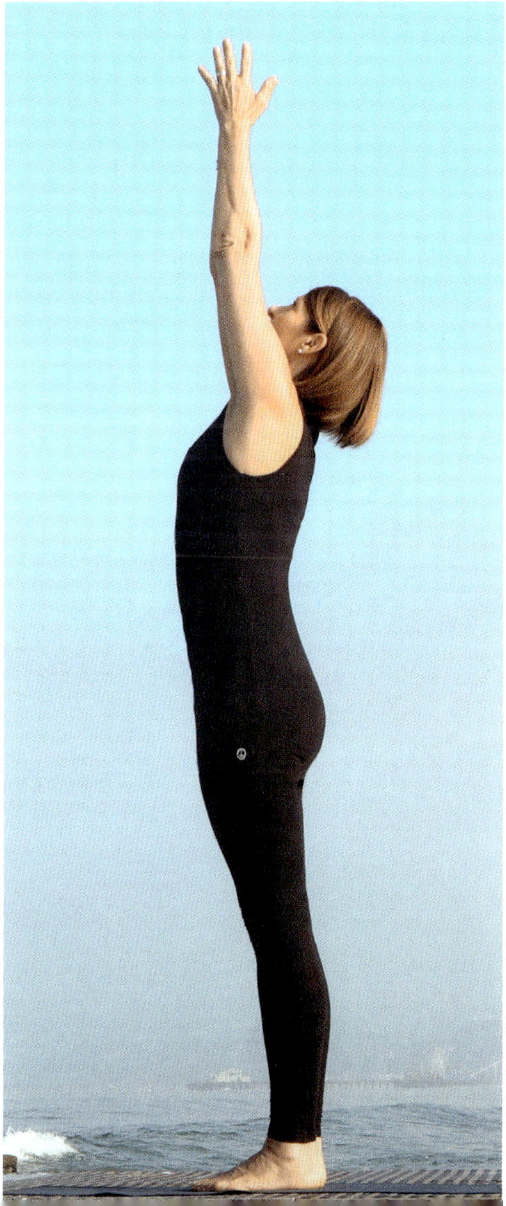

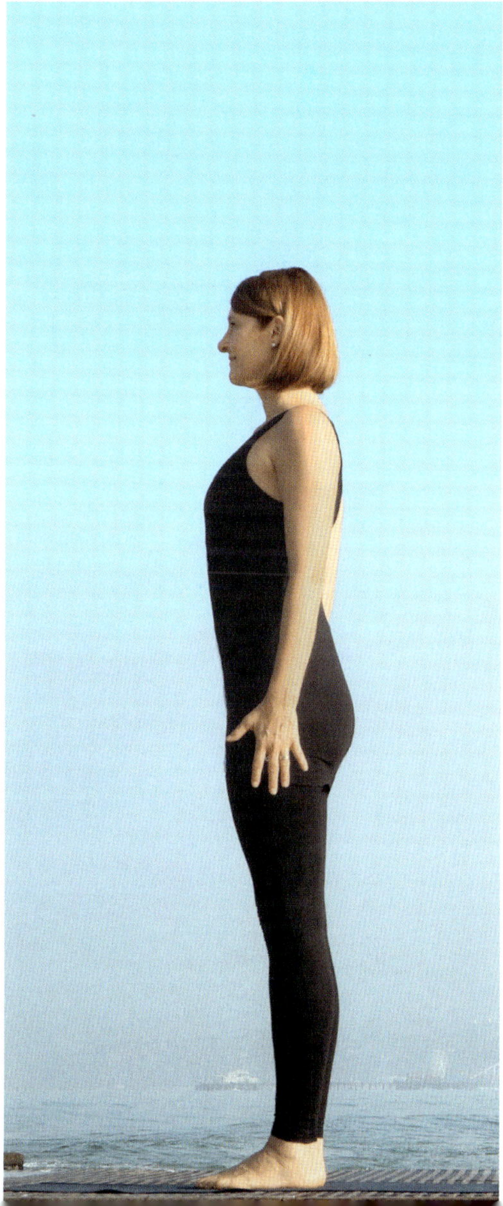

ÜBUNGSREIHE 3: YOGA FÜR MEHR ENERGIE

Zeitaufwand:
ca. 10 Minuten

Positive Effekte:
Mehr Energie, Wachheit, Stärkung des Selbstvertrauens und Ich-Bewusstseins

Wenn Sie sich energie- und kraftlos fühlen, kann diese Übungsreihe Ihr Energieniveau entscheidend anheben. Vielleicht hilft Ihnen die Sequenz, um besser durch den Tag oder die Nacht zu kommen oder sich einfach allgemein fitter und vitaler zu fühlen. Darüber hinaus kann diese Übungsreihe dazu beitragen, auch Ihr Selbstbewusstsein sowie Ihre innere Kraft zu stärken und mit beiden Beinen voller Vertrauen fest im Leben zu stehen.

WURZELSCHLOSS STÄRKEN

- Den Vierfüßlerstand einnehmen, die Hände stehen unter den Schultern und die Knie unter der Hüfte. Nach Wunsch ein Meditationskissen unter die Knie legen. Bauch und Beckenboden bewusst loslassen, sodass sich der Bauch in Richtung Boden wölbt.

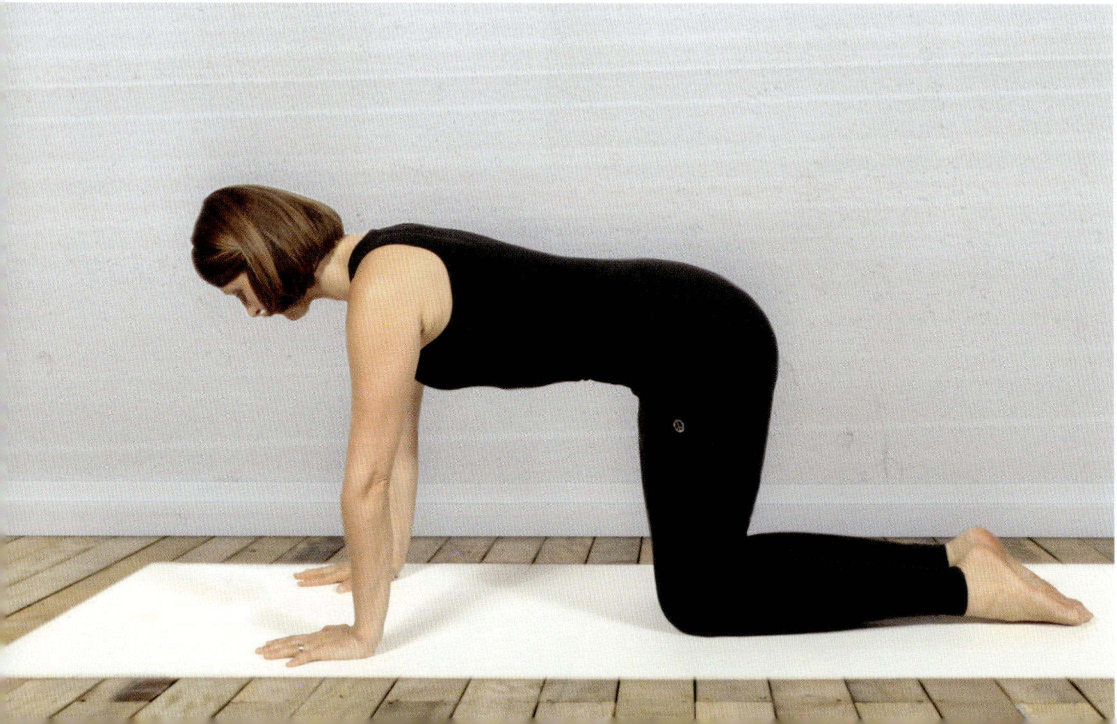

- Insbesondere die dritte Schicht des Beckenbodens über das Band zwischen Kreuzbein und Schambein aktivieren und das imaginäre Gummiband in Richtung Nabel ziehen. Den Atem dabei frei und ruhig fließen lassen.
- Wenn es gut klappt, mit der Ausatmung die Spannung aktivieren, mit der Einatmung die Spannung lösen.
- Am Ende der Übung in der Kindhaltung entspannen.

Positive Effekte: Bringt Energie in den Körper, trainiert den Beckenboden, stärkt das Wurzelchakra

Hilfsmittel: Meditationskissen

Variationen/Erweiterung

Variante A: Ein Knie ca. 2 Zentimeter anheben. Kurz halten, Seitenwechsel
Variante B: Rechten Arm und linkes Knie ca. 2 bis 5 Zentimeter anheben, nach 5 bis 10 Atemzügen die Seiten wechseln
Variante C: Beide Knie ca. 2 Zentimeter anheben

Tipp: Sie können das Meditationskissen auch unter eine Hand legen. Damit wird die Übung noch ein wenig schwieriger auszubalancieren, was für einen zusätzlichen Trainingseffekt sorgt.

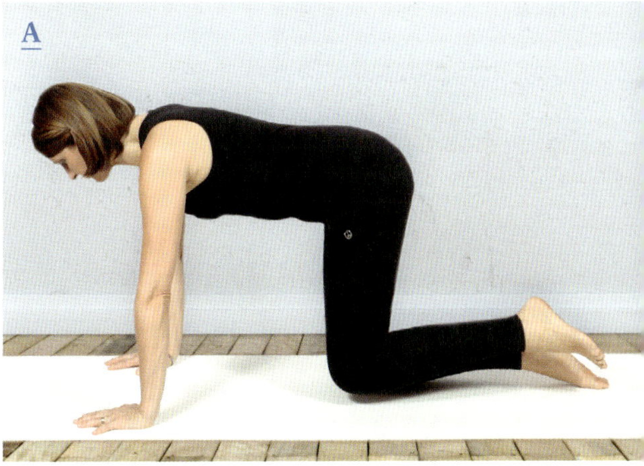
A

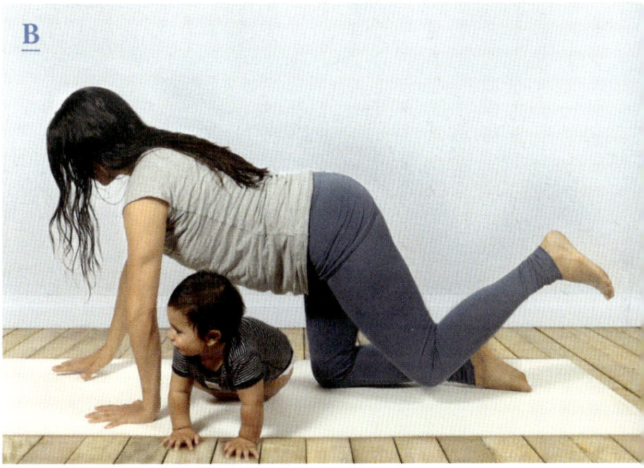
B

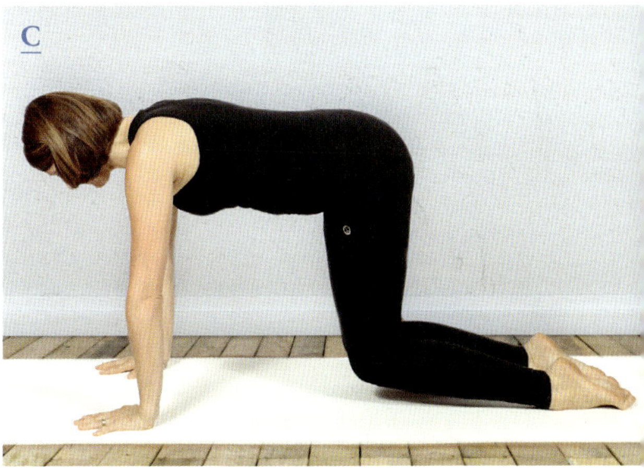
C

FERSENSITZ MIT RÜCKBEUGE

- In die Knie gehen, das Gesäß nach hinten auf die Fersen absetzen. Aus dem Fersensitz heraus die Hände ca. 10 bis 30 Zentimeter hinter den Füßen auf den Boden aufstellen, je nachdem, wie lang Ihr Oberkörper ist. Tief und ruhig atmen.
- Druck in die Hände geben und das Brustbein in Richtung Decke schieben, um mehr Weite zu schaffen.
- Nun insbesondere die dritte Schicht des Beckenbodens durch die Anspannung des imaginären Gummibands zwischen Kreuzbein und Schambein aktivieren und das Gummiband gefühlt hoch in Richtung Nabel ziehen.
- Das Becken in Richtung Decke anheben und so den Brustraum öffnen. Dabei unbedingt lächeln.
- 5 bis 8 Atemzüge halten.
- In der Kindhaltung entspannen.

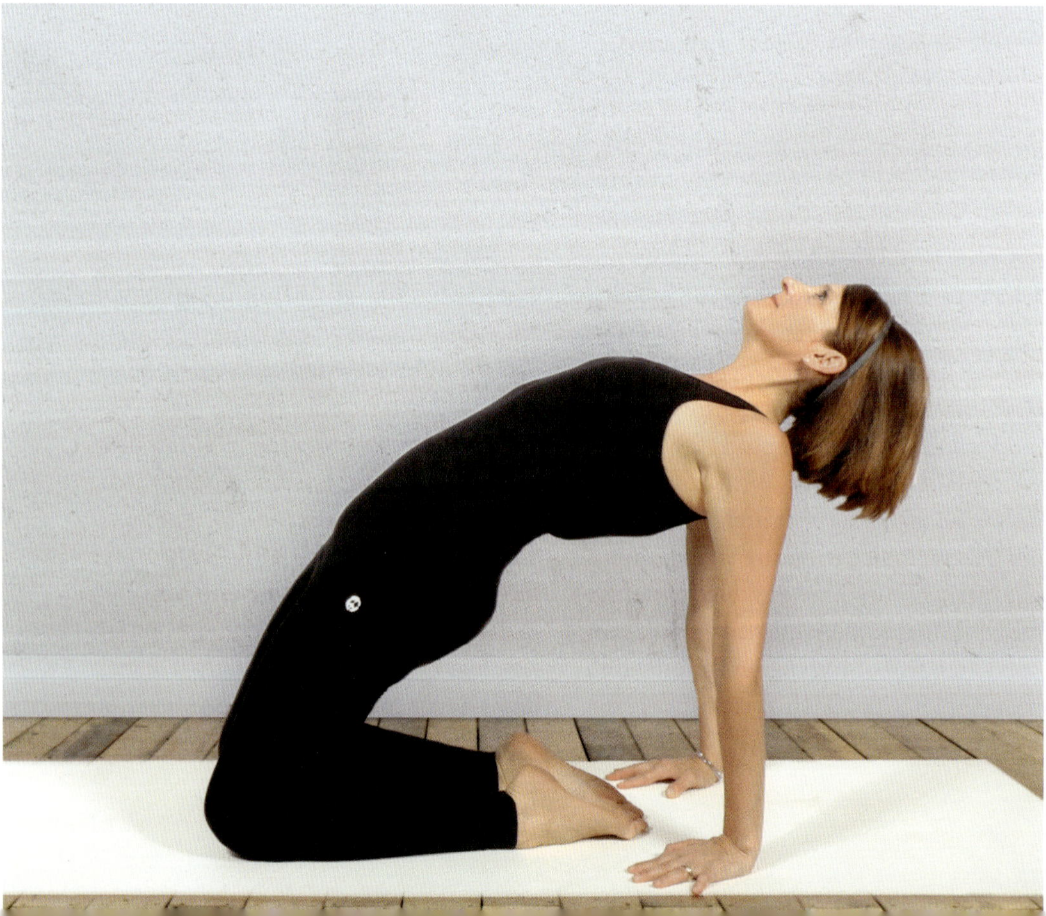

Positive Effekte: Auch diese Übung hebt die Energie an. Gleichzeitig öffnet sie auf wundervolle Weise den Brustraum und schafft damit mehr Raum für den Atem. Gerade wenn Sie als Mutter oft das Gefühl haben, im Brustraum einzusinken, und womöglich unter depressiven Verstimmungen leiden, kann diese Übung helfen, Ihre Stimmung zu heben.

Hilfsmittel: Meditationskissen oder Yogablock

Variationen/Erweiterung

Variante A: Kissen oder Yogablock unter das Gesäß legen, damit das Becken unterstützt wird
Variante B: Das Gesäß bleibt auf den Fersen, lediglich der Brustraum wird geweitet

A

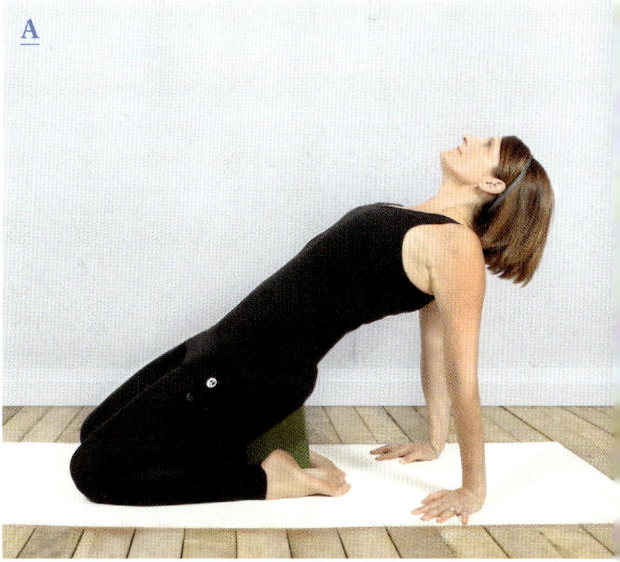

B

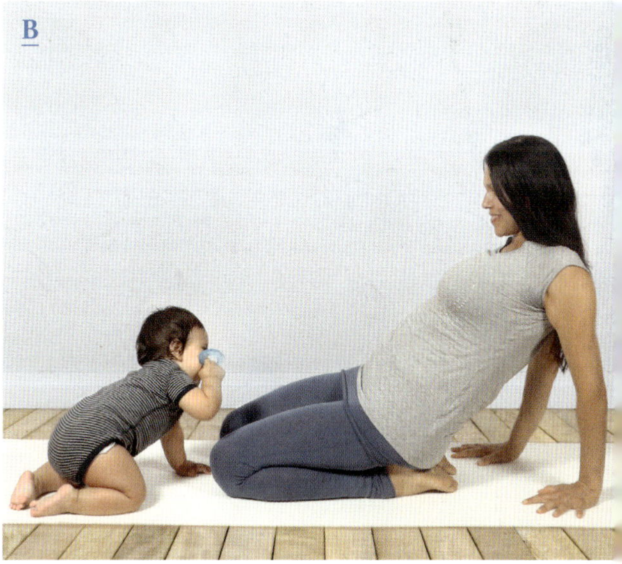

KRIEGER 1

- Gerade und aufrecht stehen, Schultern sind entspannt, Brustbein in Richtung Decke heben, um den Rücken aufzurichten. Tief und ruhig atmen.
- Mit dem rechten Fuß einen großen Schritt nach hinten machen, hintere Ferse absetzen, Fußspitze des hinteren Fußes zeigt 45 Grad nach außen. Das linke, vordere Bein ist gebeugt, das hintere Bein gestreckt. Mit beiden Füßen wie auf zwei Schienen stehen, damit die Hüfte parallel ausgerichtet werden kann.
- Einatmend die Arme entweder auf Brusthöhe zusammenführen oder nach oben über den Kopf bzw. diagonal nach vorne in Richtung Decke strecken.
- Beckenboden aktivieren, Bauch unterhalb vom Nabel nach innen ziehen. Brustbein nach oben zur Decke strecken, um die Rippen mehr zu heben. Mit gehaltener Bauchspannung das vordere Bein weiter beugen.

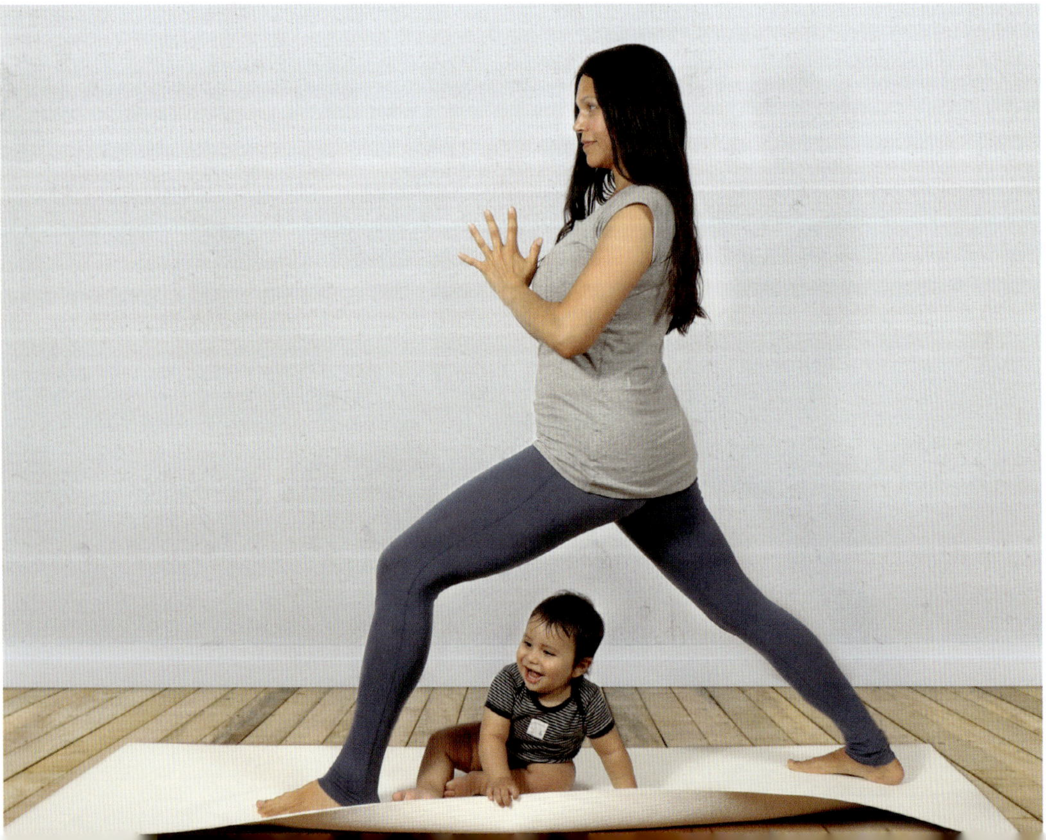

- 5 bis 8 Atemzüge halten, dann zur anderen Seite üben.
- Am Ende der Übung in der Vorbeuge entspannen und bei Bedarf wiederholen.

Positive Effekte: Diese Übung bringt Kraft und Stärke in den Körper. Der Krieger symbolisiert Bodenständigkeit und Durchhaltevermögen. Gerade wenn Sie sich müde und erschöpft fühlen und sich am liebsten verkriechen würden, kann die Kriegerhaltung Wunder bewirken.

Hilfsmittel: Decke

Variationen/Erweiterung

Variante A: Hintere Ferse anheben, die Hände auf Höhe des Brustkorbs zusammenführen
Variante B: Hinteres Knie am Boden absetzen, Hände auf Höhe des Brustkorbs falten, nach Wunsch eine zusammengerollte Decke unter das Knie legen

A

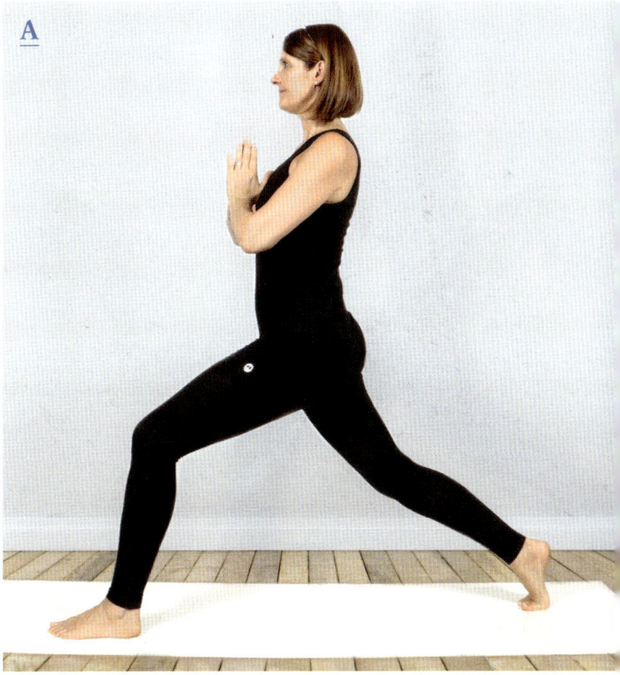

B

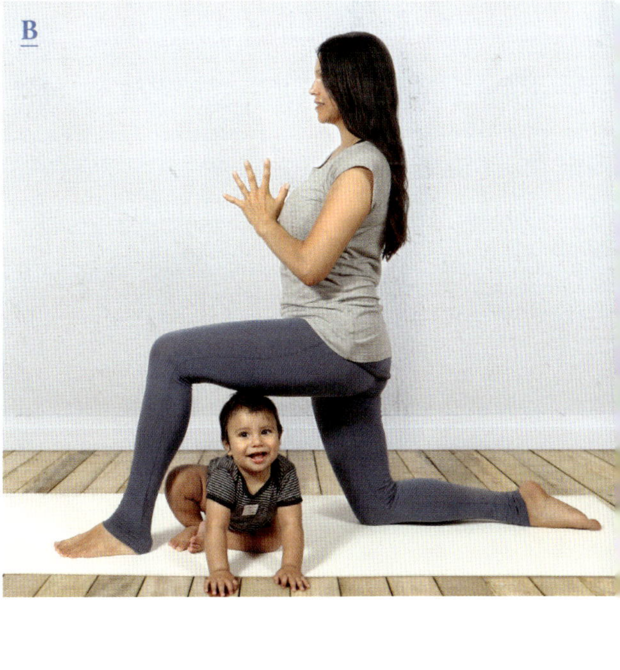

BLITZ

- Gerade und aufrecht stehen, Beine hüftbreit geöffnet, Schultern sind entspannt. Tief und ruhig atmen.
- Ausatmend den Beckenboden aktivieren. Einatmend die Arme über den Kopf oder diagonal nach vorn in Richtung Decke strecken, die Beine beugen.
- Gesäß weit nach hinten schieben, als würde man sich auf einen unsichtbaren Stuhl setzen.
- Brustbein in Richtung Decke heben, um dem Rücken mehr Länge und dem Oberkörper mehr Aufrichtung zu geben.
- Gewicht auf den rechten Fuß verlagern und die linke Ferse heben, das Gewicht bleibt auf dem Standbein.
- 5 bis 8 Atemzüge halten, linke Ferse wieder senken und rechte Ferse anheben.
- Entspannen Sie gern am Ende der Übung in der Vorbeuge.

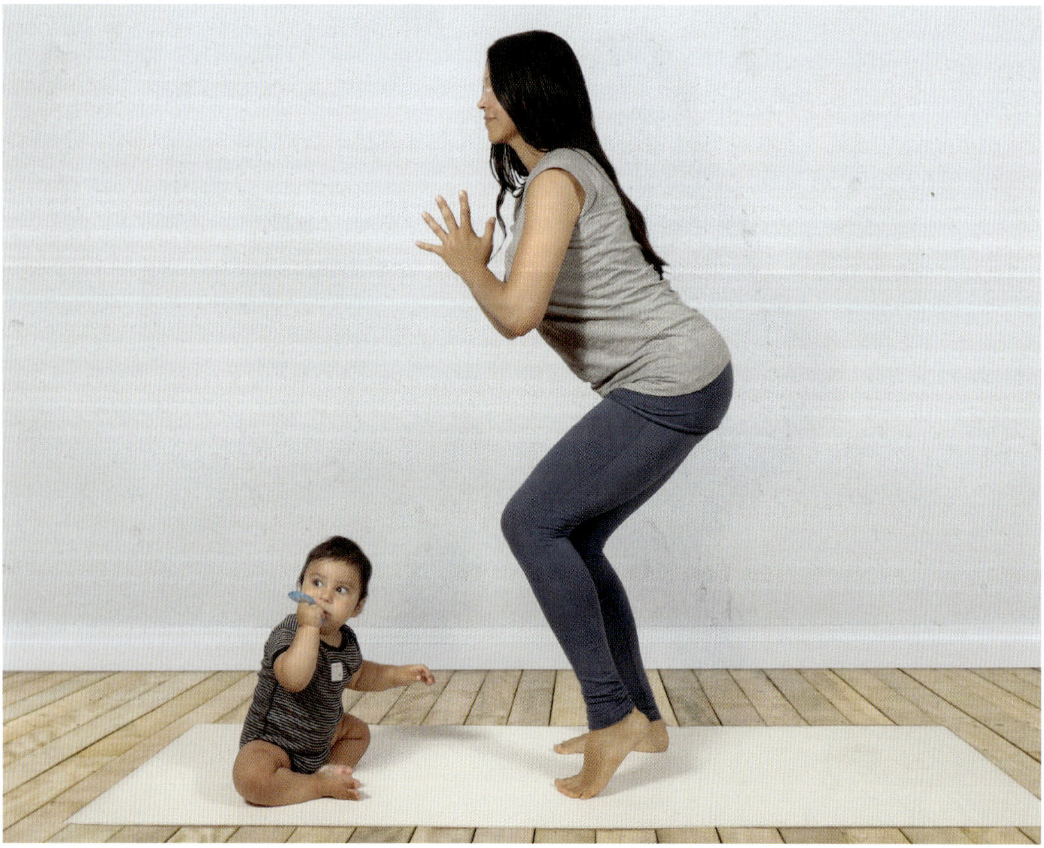

Positive Effekte: Aktiviert das Wurzelchakra, das für das Urvertrauen und die innere Stärke steht.

Tipp: Der Blitz ist eine tolle Übung, wenn Sie wütend sind. Wenn ein Gewitter tobt, entlädt sich alles in einem Blitz. Ebenso können Sie alle Wut in einem Blitz entladen. Stellen Sie sich dabei vor, wie die Wut durch Ihre Füße in den Boden und durch Ihre Hände in den Himmel strahlt. Mit der Wut weicht auch die Unsicherheit und Sie können mit innerer Ruhe und Besonnenheit Ihren Weg weitergehen.

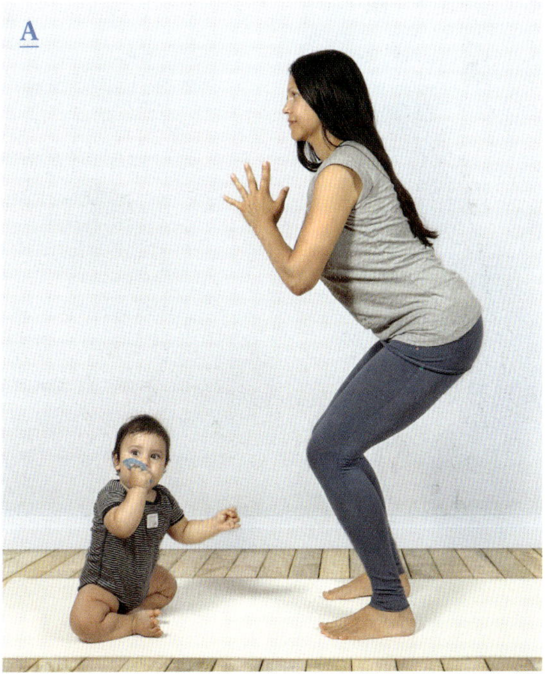

Variationen/Erweiterung

Variante A: Beide Fersen auf dem Boden lassen
Variante B: Beide Fersen anheben

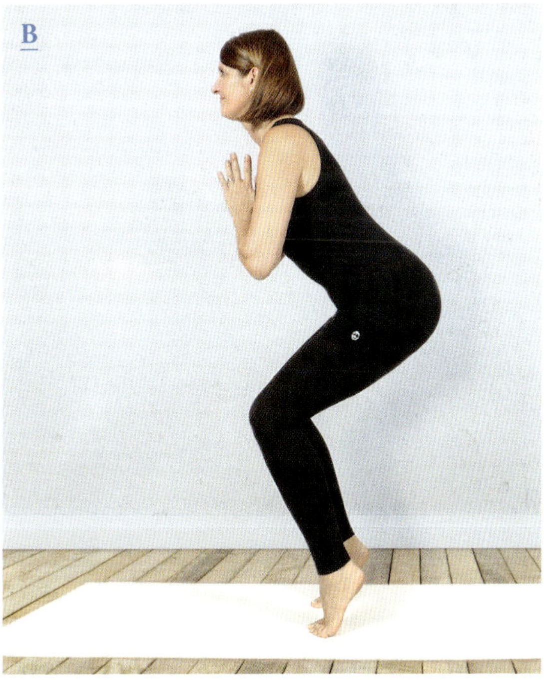

HAPPY BABY POSE

- In Rückenlage auf der Matte liegen. Beide Knie zum Oberkörper heranziehen, Fußsohlen zeigen zur Decke.
- Die Außenseiten der Füße umgreifen und sanften Zug nach unten ausüben. Das Steißbein schiebt in Richtung Boden.
- 5 bis 8 Atemzüge halten. Besonders tief ein- und ausatmen.

Positive Effekte: Das Happy Baby öffnet die Hüfte; Sie spüren die Dehnung direkt, wenn Sie die Übung einnehmen. Die Dehnung führt zur Entspannung. Die Energie kann sich verteilen und ausgleichen.

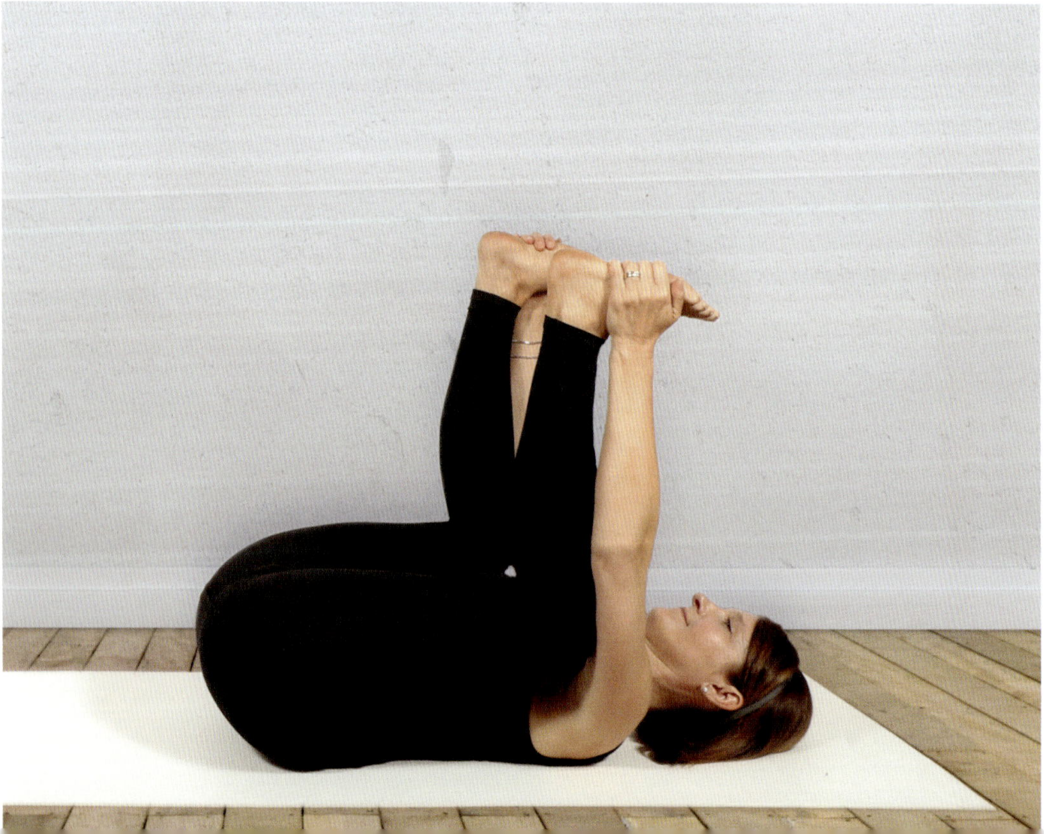

Variationen/Erweiterung

Variante A: Abwechselnd ein Bein nach vorne unten in Richtung Boden strecken
Variante B: Nadelöhr (S. 141)

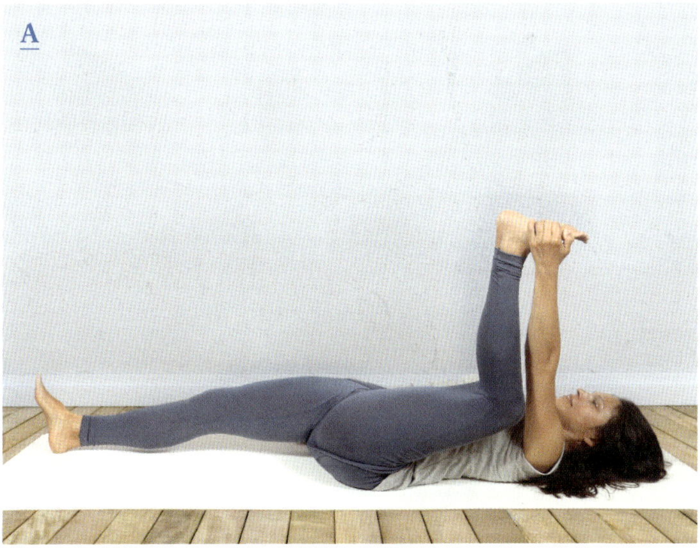

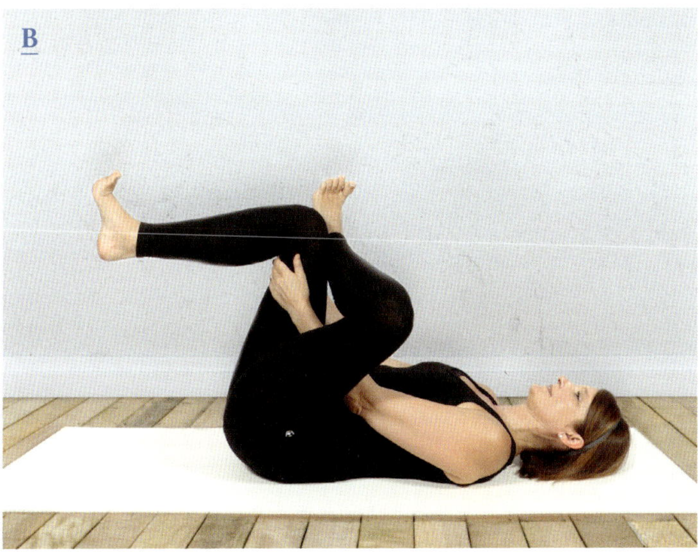

ÜBUNGSREIHE 4: HALTUNG IST ALLES

Zeitaufwand:
ca. 10 Minuten

Positive Effekte: *Aufrichtung der Wirbelsäule, Stärkung der Rückenmuskulatur, gerade aufrechte Körperhaltung, Stärkung des Beckenbodens*

Während der Schwangerschaft werden Hormone ausgeschüttet, die das Bindegewebe weich machen und Ihren Körper so auf den Geburtsvorgang vorbereiten. Gerade in den letzten Wochen der Schwangerschaft ist außerdem oft Bett- oder Couchruhe angesagt, da das Gewicht des Babys zunimmt und alles beschwerlicher wird. Dazu kommt, dass die Rippen durch den wachsenden Bauch nach vorne-unten gezogen werden (die unteren Rippenbögen »verschwinden« beinahe) und die Schultern nach vorn sinken. Hierdurch verändert sich die Körperhaltung, was zu Rücken- oder Nackenschmerzen führen kann. Nach der Geburt wird diese Fehlhaltung nicht gleich ausgeglichen – Stillen und langes Tragen des Babys können sogar noch zu einer Verschlechterung der Haltung führen.

Diese Übungsreihe unterstützt Sie dabei, die aufrechte gerade Körperhaltung wiederherzustellen. Zudem bekommen Sie mehr Kraft im Rücken- sowie Schulterbereich, was Ihnen das Tragen des Kindes erleichtert. Ein schöner Nebeneffekt ist, dass der Bauch bei einer aufrechten Haltung schlanker aussieht. Probieren Sie es mal vor dem Spiegel aus!

Tipp

Ihre Haltung hat einen großen Einfluss auf Ihre Stimmung. Wenn Sie sich traurig oder verstimmt fühlen, überprüfen Sie Ihre Haltung. Achten Sie 2 Minuten lang ganz besonders darauf, aufrecht zu stehen und dabei zu lächeln – vielleicht bleibt das Lächeln sogar, wenn die Übung beendet ist.

UMGEDREHTER HANDSTAND

- Gerade und aufrecht stehen, Schultern entspannt. Brustbein in Richtung Decke heben, um den Rücken aufzurichten. Füße sind geschlossen oder parallel aufgestellt.
- Beckenboden anspannen, imaginäres Gummiband zwischen Kreuzbein und Schambein sowie 2 Zentimeter unterhalb des Nabels aktiv nach innen und oben ziehen. Auf einen gleichmäßigen Atem achten.
- Die Arme über den Kopf heben und die Handinnenflächen in Richtung Decke schieben.
- 5 bis 8 Atemzüge halten. Den Atem ruhig fließen lassen.
- Die Übung kann gern nochmals wiederholt werden.

Positive Effekte: Aktiviert alle Schichten des Beckenbodens und der Bauch-, Bein- und Gesäßmuskulatur sowie der die Wirbelsäule aufrichtenden Rückenmuskulatur.

Hilfsmittel: Decke zum Polstern unter die Fersen legen oder zur Erweiterung der Übung komplett auf der Decke stehen.

Variation/Erweiterung

Variante: Auf den Zehenspitzen stehen

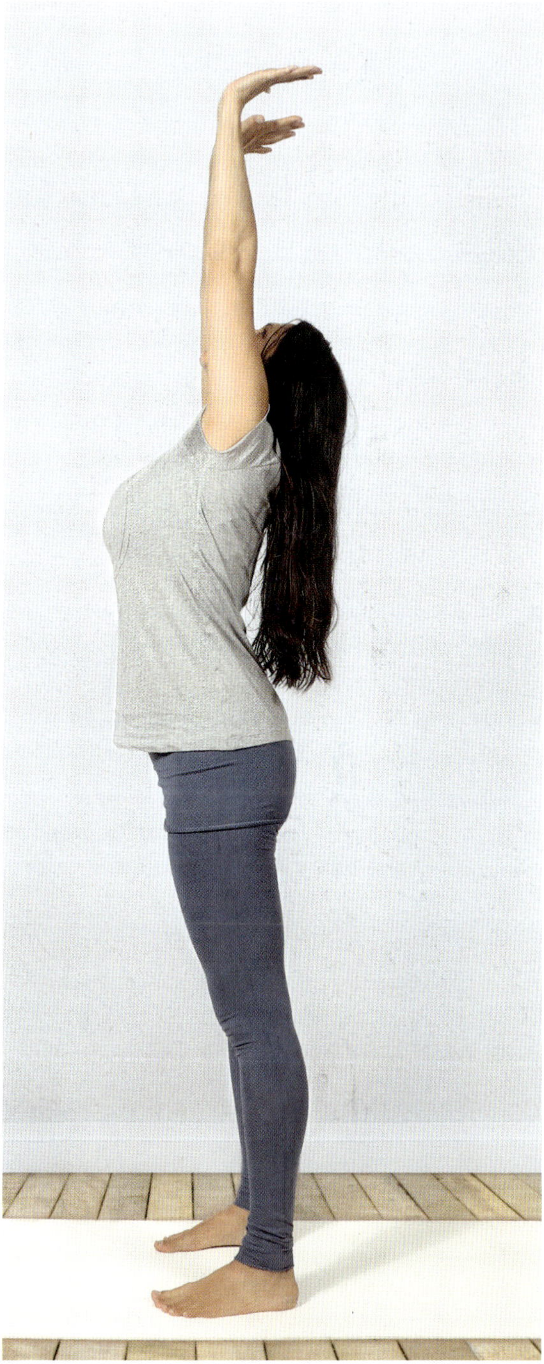

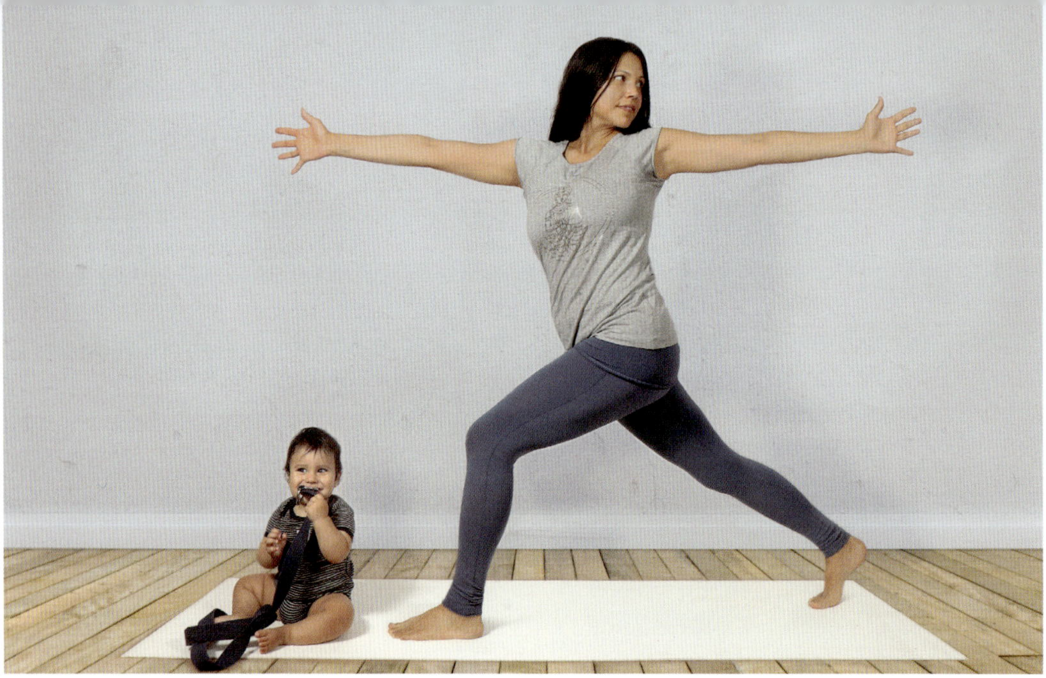

KRIEGER IM TWIST

- Gerade und aufrecht stehen, Schultern entspannt, Brustbein in Richtung Decke heben, um den Rücken aufzurichten.
- Mit dem rechten Fuß einen großen Ausfallschritt nach hinten machen. Vorderes Knie beugen.
- Beckenboden anspannen, imaginäres Gummiband zwischen Kreuzbein und Schambein sowie 2 Zentimeter unterhalb des Nabels aktiv nach innen und oben ziehen. Gleichmäßig atmen.
- Die Arme auf Schulterhöhe ausstrecken. Oberkörper zum vorderen linken Bein nach links drehen. Den Atem ruhig fließen lassen.
- Die Schulterblätter dabei sanft zueinanderziehen und das Brustbein nach vorne schieben.
- Die Ohren mehr über die Schultern bringen (den Kopf also in der Körperachse ausrichten). Wenn es sich gut anfühlt, über die Schulter nach hinten schauen.
- Übung 5 bis 8 Atemzüge halten. Mit der Ausatmung lösen und die Seite wechseln.

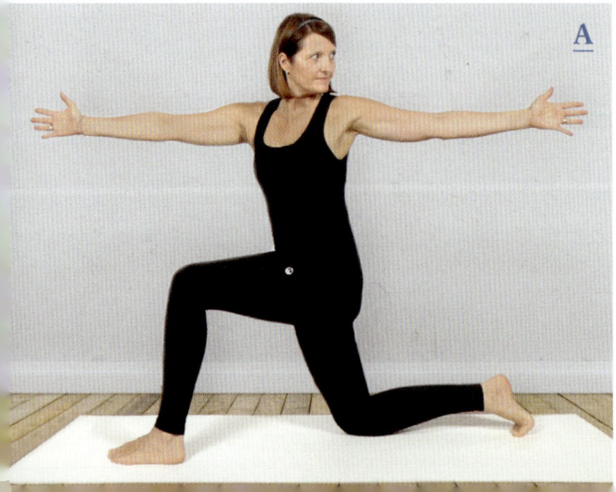
A

Positive Effekte: Die Rotationsfähigkeit der Brustwirbelsäule in der geraden aufrechten Position wird verbessert und die Wirbelsäule damit flexibler. Der Blickwinkel ändert sich, man schaut mit Abstand auf Vergangenes, um sich dann dem Neuen zuzuwenden.

Variation/Erweiterung

Variation: Hinteres Knie absetzen

HERZÖFFNUNG

- Gerade und aufrecht stehen, Brustbein heben, um die Wirbelsäule aufzurichten, Schultern dabei entspannt halten.
- Finger hinter dem Rücken verschränken. Beckenboden anspannen, imaginäres Gummiband zwischen Kreuzbein und Schambein sowie 2 Zentimeter unterhalb des Nabels aktiv nach innen und oben ziehen. Gleichmäßig atmen.
- Arme strecken und Schulterblätter in Richtung Wirbelsäule zueinanderziehen. Brustbein hebt sich gefühlt in Richtung Decke, um dem Rücken Länge zu verleihen.
- Die Arme so weit nach hinten anheben, dass die Schultern noch entspannt bleiben.
- Das Brustbein bewusst weiter heben.
- Übung 5 bis 8 Atemzüge halten.

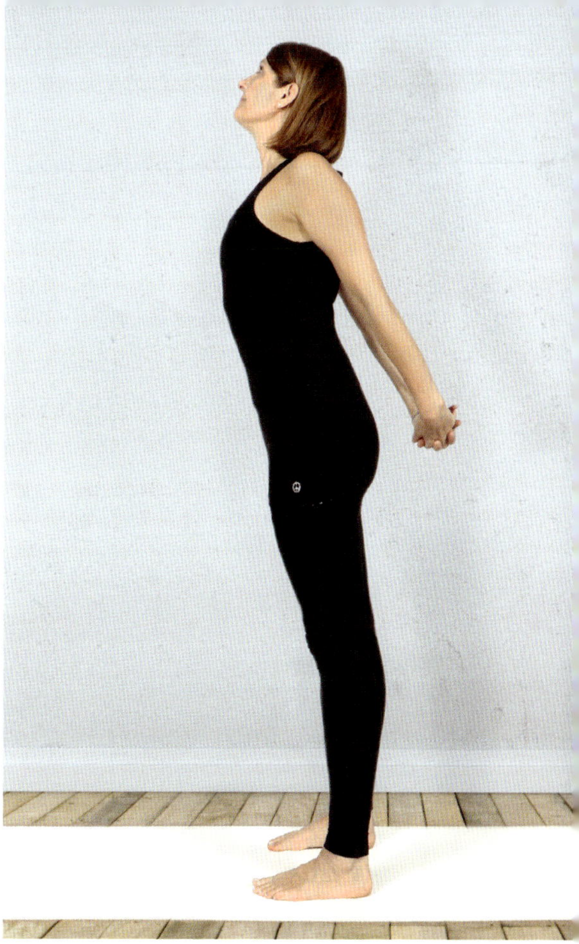

Positive Effekte: Hier dehnen sich die für die Atmung wichtige Zwischenrippenmuskulatur sowie die bei vielen Menschen verkürzte Brust- und Schultermuskulatur, die die Schultern in die krumme »Ich-sitze-am-Schreibtisch-Position« zieht.

Hilfsmittel: Gurt

Variation/Erweiterung

Variante A: Können Sie die Hände nicht locker mit leicht nach hinten gezogenen Schultern greifen, verwenden Sie lieber einen Gurt oder Gürtel, den Sie so lang lassen, dass Sie die Schultern hinten unten halten können, aber doch so kurz, dass Sie eine Dehnung in der Schulter- oder Brustmuskulatur spüren.

A

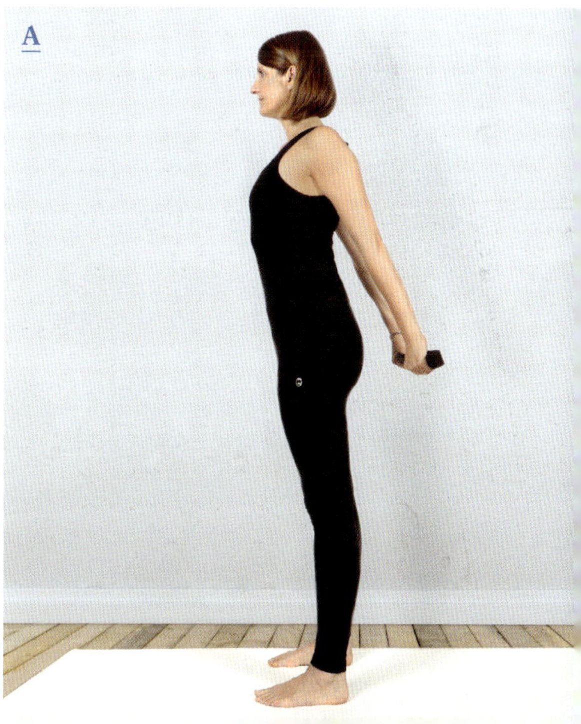

VORBEUGE MIT VERSCHRÄNKTEN HÄNDEN

- Gerade und aufrecht stehen, Schulterblätter ziehen in Richtung Wirbelsäule. Tief und ruhig atmen.
- Hände hinter dem Rücken ineinander verschränken.
- Beckenboden anspannen, imaginäres Gummiband zwischen Kreuzbein und Schambein sowie 2 Zentimeter unterhalb des Nabels aktiv nach innen und oben ziehen.
- Einatmend Brustbein noch mehr heben, um mehr Länge im Rücken zu erzeugen.
- Ausatmend nach vorn beugen und den Oberkörper über die gebeugten Beine sinken lassen.
- Die verschränkten Hände ziehen in Richtung Decke oder gegebenenfalls weiter über den Kopf.
- Den Kopf nach Gefühl entspannt in Richtung Boden sinken lassen. Die Knie hierfür nach Bedarf mehr oder weniger beugen. Es ist wichtiger, dass der Kopf locker Richtung Boden »hängt«, als dass die Knie gestreckt sind.
- Übung 5 bis 8 Atemzüge halten. Mit der Einatmung aufrichten.

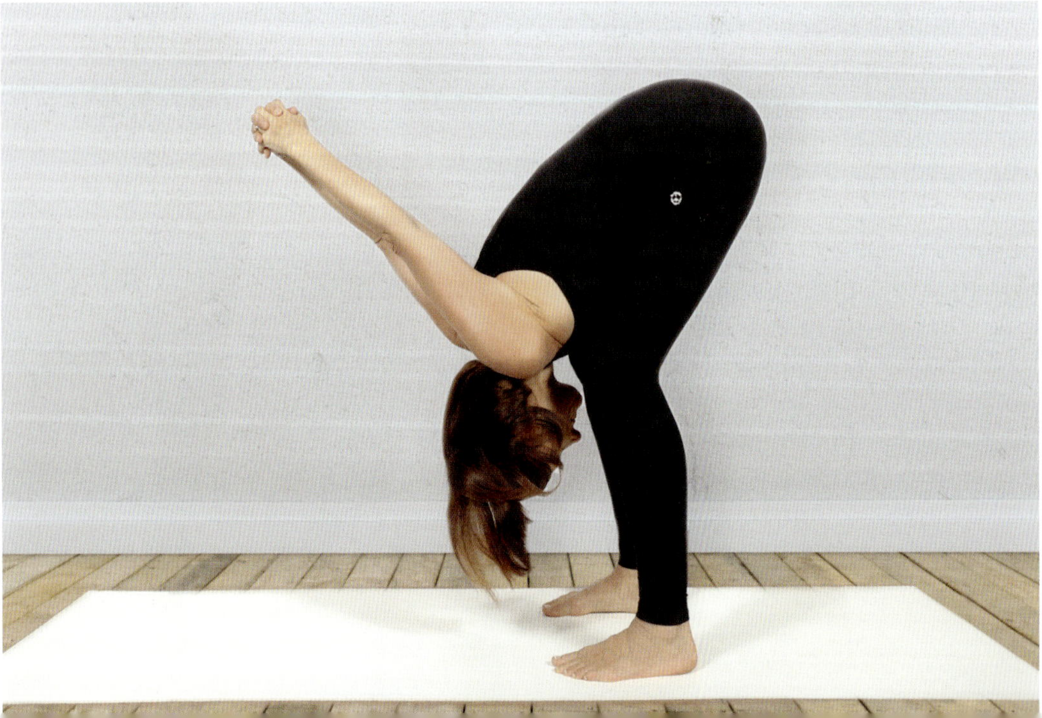

Positive Effekte: Dehnung der Schultern und der Beinrückseite. Die Vorbeuge ist eine sehr demütige Haltung, in der man gut alle Spannungen des Alltags loslassen und sich mit dem Atem hängen lassen kann.

Hilfsmittel: Gurt

Variationen/Erweiterung

Variation A: Hände zeigen in Richtung Decke
Variation B: Können Sie die Hände nicht locker mit leicht nach hinten gezogenen Schultern greifen, verwenden Sie lieber einen Gurt oder Gürtel, den Sie so lang lassen, dass Sie die Schultern hinten unten halten können, aber doch so kurz, dass Sie eine Dehnung in der Schulter- oder Brustmuskulatur spüren.

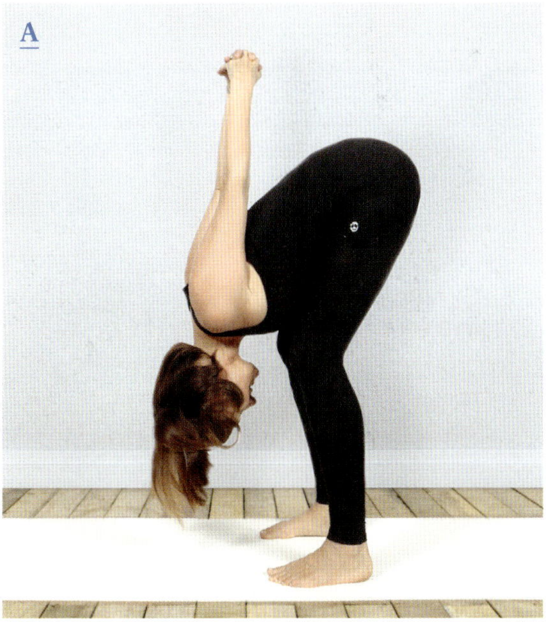

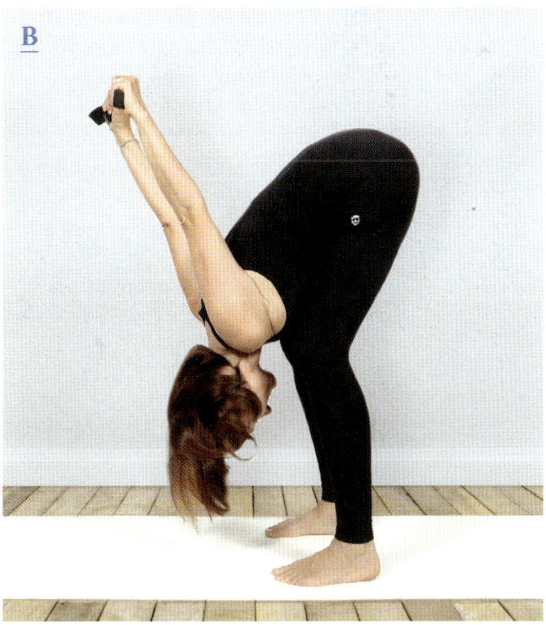

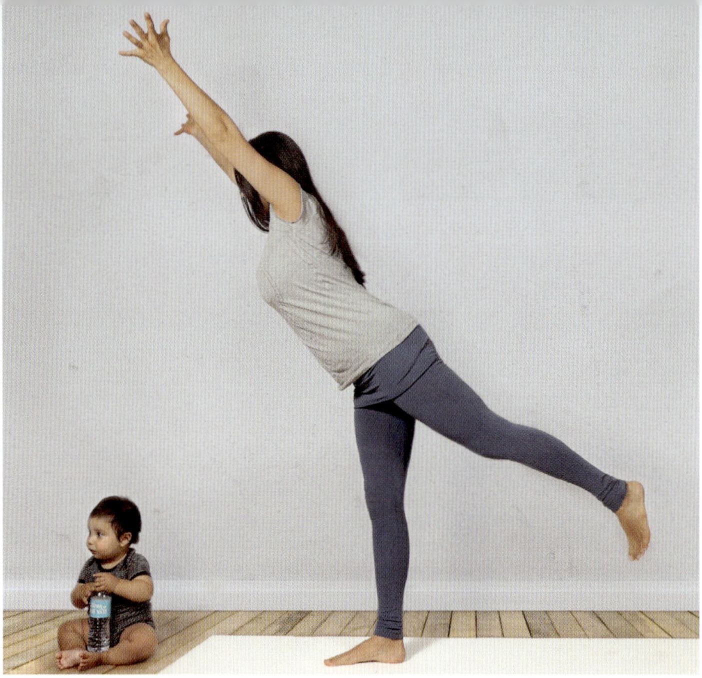

KRIEGER 3

- Gerade und aufrecht stehen, Schulterblätter zueinanderziehen, um mehr Aufrichtung zu erfahren. Tief und ruhig atmen.
- Beckenboden anspannen, imaginäres Gummiband zwischen Kreuzbein und Schambein sowie 2 Zentimeter unterhalb des Nabels aktiv nach innen und oben ziehen.
- Arme diagonal nach vorne heben.
- Gewicht nach rechts verlagern, rechten Fuß erden, Standbein gegebenenfalls leicht beugen.
- Linken Fuß nach hinten führen und den großen Zeh aufstellen. Den Fuß nun leicht vom Boden abheben, das Bein bleibt gestreckt.
- Übung 5 bis 8 Atemzüge halten. Mit der Einatmung Füße wieder nebeneinanderstellen und mit der Ausatmung Arme sinken lassen.

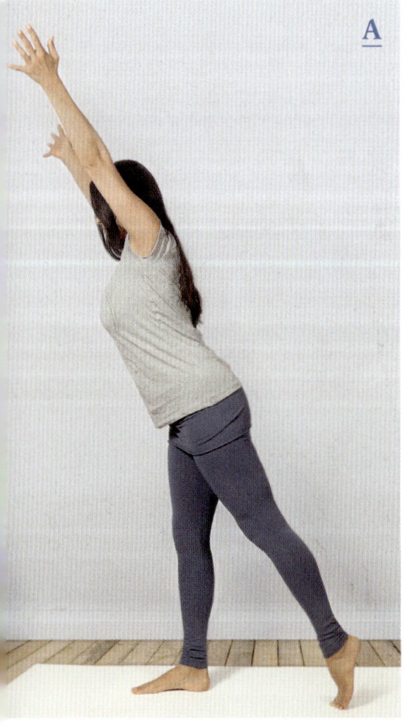
A

Positive Effekte: Kräftigt die Bein- und Gesäßmuskulatur und die die Wirbelsäule aufrichtende Rückenmuskulatur. Fördert die Koordination im Einbeinstand.

Variation/Erweiterung

Variation A: Hinteren Fuß am Boden lassen

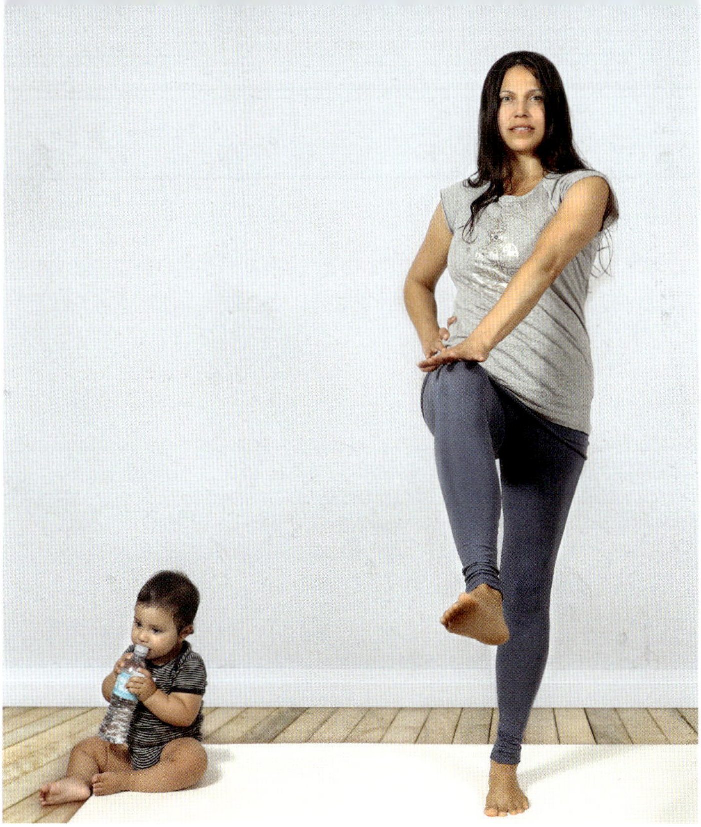

DIAGONALÜBUNG IM STAND

- Gerade und aufrecht stehen, Schultern entspannt, Brustbein in Richtung Decke heben, tief und ruhig atmen.
- Beckenboden anspannen, imaginäres Gummiband zwischen Kreuzbein und Schambein sowie 2 Zentimeter unterhalb des Nabels aktiv nach innen und oben ziehen.
- Rechtes Knie auf Hüfthöhe anheben, mit der linken Hand entweder gegen die Innenseite des rechten Knies drücken oder von oben auf das Knie drücken.
- Übung 5 bis 8 Atemzüge halten. Zurück in den Stand kommen. Seitenwechsel.

Positive Effekte: Aktiviert die schrägen und tiefen Bauchmuskeln in einer leichten Rotation. Fördert die Koordination und hilft, die Balance zwischen den Körperseiten herzustellen.

Variation/Erweiterung

Variation A: Dynamisch Ellbogen und Knie zueinanderführen

A

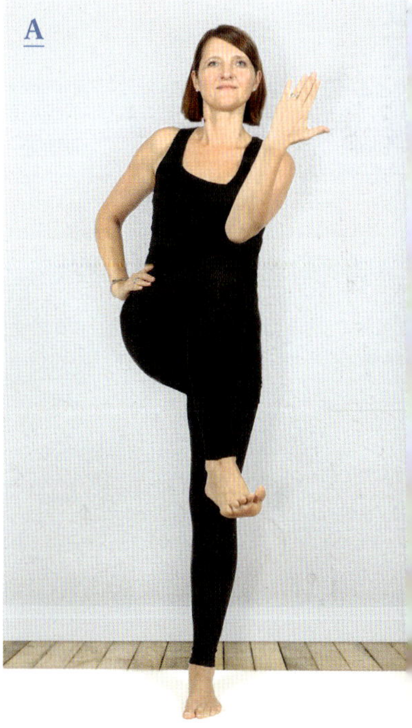

ÜBUNGSREIHE 5: RÜCKENSCHMERZEN ADE

Zeitaufwand: ca. 10 Minuten

Positive Effekte: *Aufrichtung der Wirbelsäule, Behebung muskulärer Dysbalancen, Kräftigung der Rumpfmuskultur, Dehnung oft verkürzter Muskel- und Bindegewebsstrukturen.*

Viele Mütter entwickeln dadurch Fehlhaltungen in der Wirbelsäule, dass sie ihr Kind den Großteil des Tages auf dem Arm umhertragen. Oft wird das Baby dabei auf der nach außen geschobenen Hüfte abgesetzt und mit nur einem Arm gehalten, um die andere Hand frei bewegen zu können. Oder es werden schwere Kindersitze durch die Gegend geschleppt, die schnell 10 bis 15 Kilogramm (samt sanft schlummernden Baby) wiegen können. Erkennen Sie sich wieder? Die dabei entstehenden Rückenschmerzen zerren an den Nerven und das Wohlbefinden leidet sehr darunter. Eine kräftige und ausgleichend trainierte Muskulatur kann hier wahre Wunder bewirken.

KRIEGER DIAGONAL

- Gerade und aufrecht stehen, Schultern entspannt, Brustbein in Richtung Decke heben, um den Rücken aufzurichten. Tief und ruhig atmen.

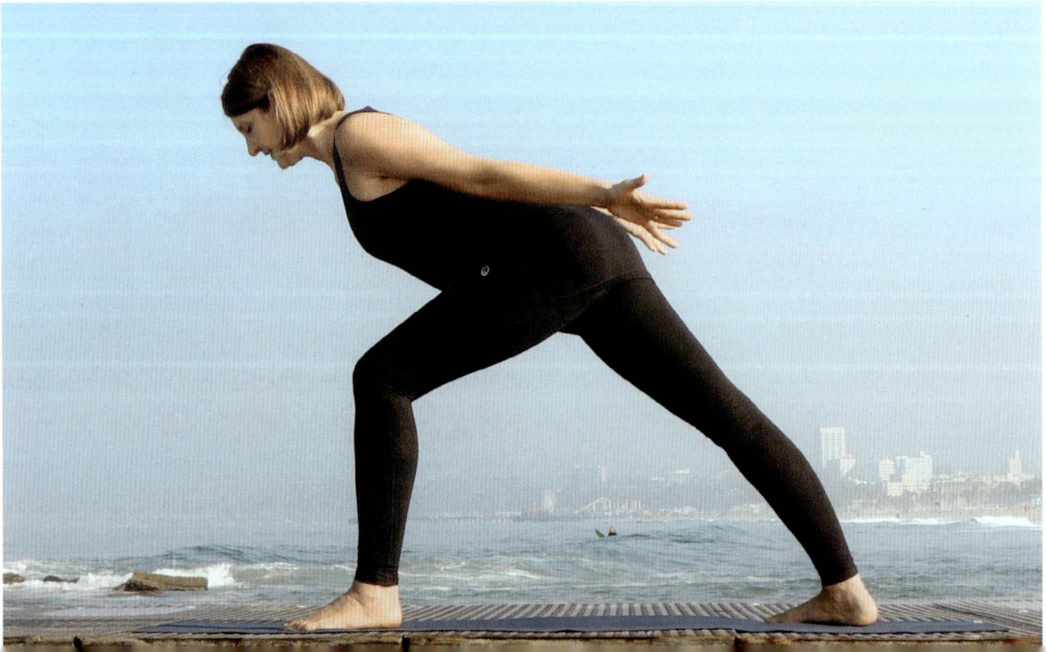

- Beckenboden anspannen, imaginäres Gummiband zwischen Kreuzbein und Schambein sowie 2 Zentimeter unterhalb des Nabels aktiv nach innen und oben ziehen.
- Mit dem rechten Fuß einen großen Ausfallschritt nach hinten machen und den hinteren Fuß so aufstellen, dass der hintere große Zeh 45 Grad diagonal nach außen gedreht ist.
- Oberkörper diagonal nach vorne beugen in Verlängerung zum hinteren Bein.
- Arme seitlich am Körper entlang nach hinten strecken, die Handinnenflächen zeigen nach unten. Schulterblätter zueinanderziehen.
- Übung 5 bis 8 Atemzüge halten. Zurück zum Stand kommen. Seitenwechsel.

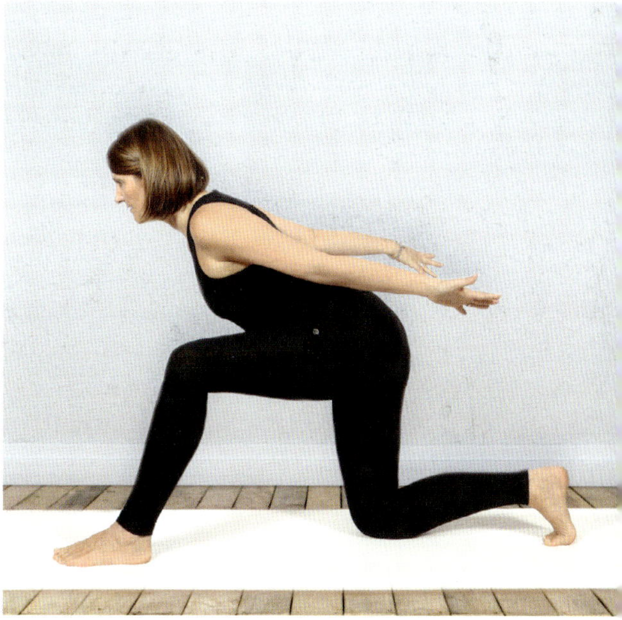

Positive Effekte: Diese Übung stabilisiert den Rumpf. Durch die Aktivierung der Rücken-, Bauch- sowie Beinmuskulatur wird die Stabilität in der Körpermitte erhöht. Wenn Sie sich einmal aus Ihrer »Mitte« geworfen fühlen, ist diese Übung auch wunderbar, um sich wieder zu stabilisieren.

Variation/Erweiterung

Variation A: Hinteres Knie absetzen, Fußballen aufstellen

HEUSCHRECKE

- In die Bauchlage begeben. Beckenboden anspannen, Unterbauch in Richtung Wirbelsäule ziehen, Beine sind gestreckt, sodass der Fußrücken in den Boden drücken kann. Auf einen ruhigen Atem achten.
- Arme über den Kopf nach vorne ausstrecken. Arme und Beine gleichzeitig –ohne Schwung und ganz bewusst – mit der Einatmung anheben.
- Bauchspannung halten. Übung 5 bis 8 Atemzüge halten.
- Arme und Beine sanft ablegen.

Positive Effekte: Stärkt die die Wirbelsäule aufrichtende Rückenmuskulatur vor allem im Lendenwirbelsäulen- und Brustwirbelsäulenbereich. So wirkt die Übung sehr positiv bei Rückenschmerzen und zeigt schnelle Erfolge.

Tipp: Es ist nicht so leicht, in dieser Übung die Bauchspannung zu halten, da man sehr mit dem Halten der Arme und Beine beschäftigt ist. Wenn Sie merken, dass die Bauchspannung verloren geht oder Sie nicht mehr gleichmäßig atmen, variieren Sie die Übung bitte unbedingt.

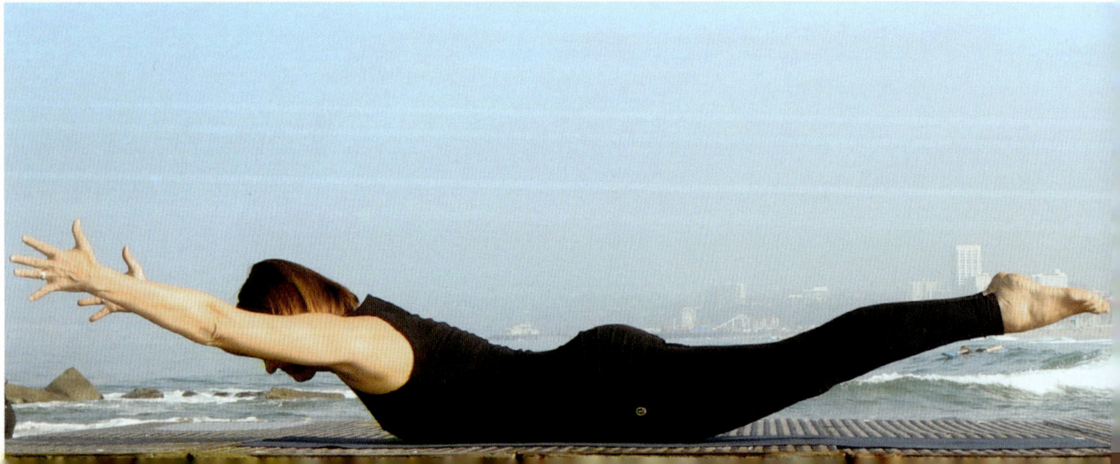

Variationen/Erweiterung

Variation A: Nabel in Richtung Rücken ziehen, Arme unter der Stirn verschränken
Variation B: Kopf entspannt auf den Armen ablegen, nur die Füße heben
Variation C: Arme neben dem Körper nach hinten strecken

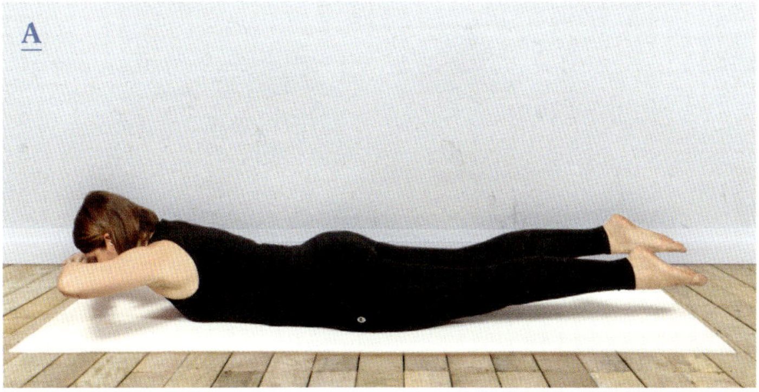
A

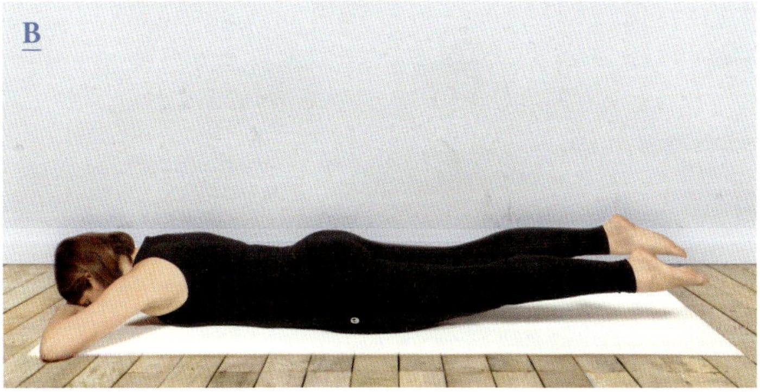
B

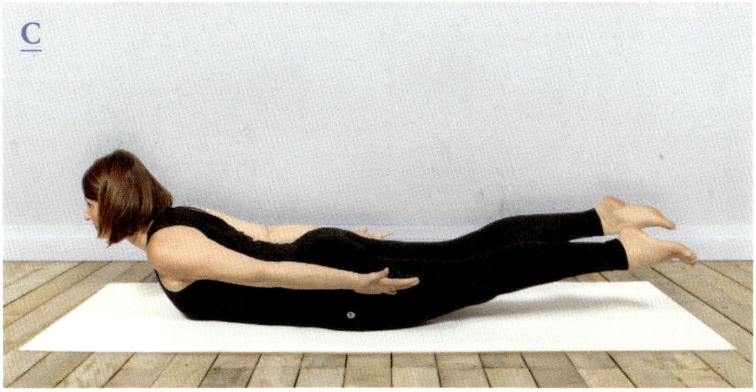
C

SEITHEBEN

- Aus der Bauchlage in die Seitlage drehen. Den Kopf auf dem unteren Arm ablegen. Tief und ruhig atmen.
- Beckenboden anspannen, Unterbauch Richtung Wirbelsäule ziehen.
- Beide Beine gestreckt vom Boden anheben. Den Kopf mit abheben.
- Bauchspannung halten. Der ganze Körper bleibt dabei in einer Linie.
- Übung 5 bis 8 Atemzüge halten. Spannung lösen. Seitenwechsel.

Positive Effekte: Hier wird die schräge Bauchmuskulatur gestärkt sowie die gesamte seitliche Muskelkette. Somit wird nicht nur die Körpermitte stabiler, sondern die Übung hat auch einen besonderen Einfluss auf die innere Stabilität.

Tipp: Besonders wichtig ist diese Übung, wenn Sie Ihr Kind oft seitlich auf der Hüfte tragen oder viel mit Babysitzschalen unterwegs sind.

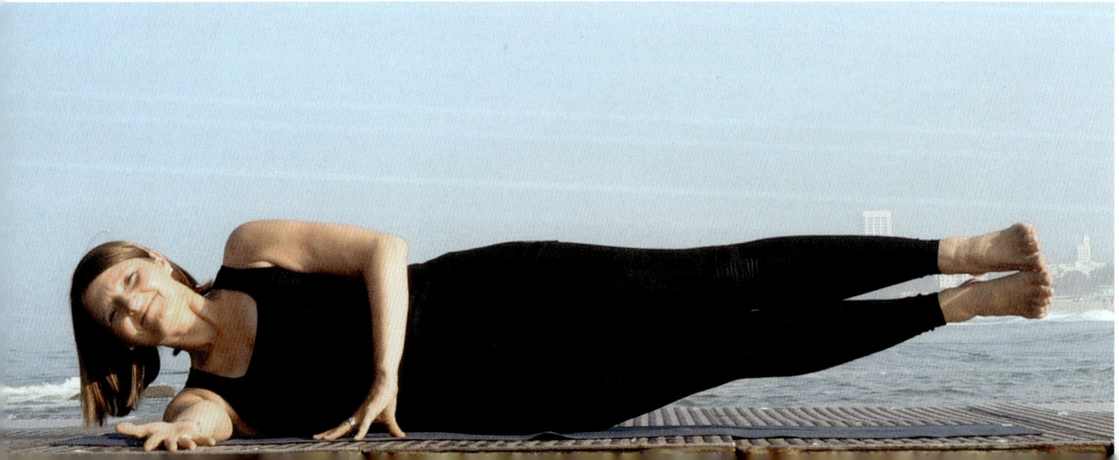

Variationen/Erweiterung

Variation A: Nur die Beine heben
Variation B: Angewinkelte Beine anheben

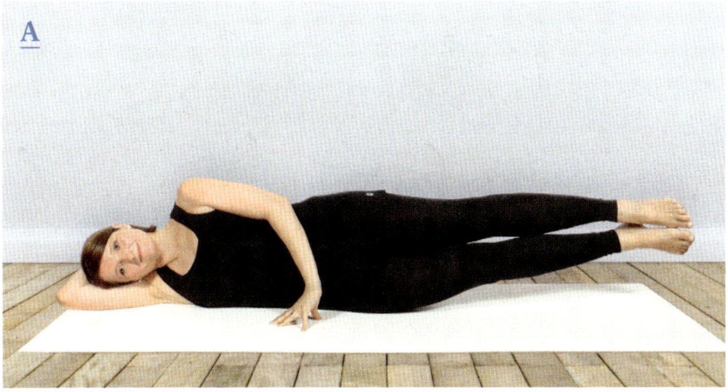

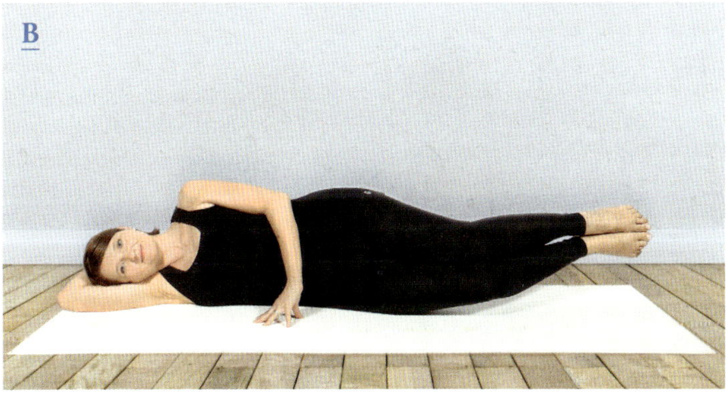

UNTERARMSTÜTZ

- Wieder in die Bauchlage begeben.
- Unterarme unter den Schultern und Fußspitzen unter den Fersen aufstellen.
- Beckenboden anspannen, Unterbauch Richtung Wirbelsäule ziehen.
- Becken und Knie abheben. Kopf in Verlängerung der Wirbelsäule halten.
- Bauchspannung halten. Der ganze Körper bleibt dabei in einer Linie.
- Übung 5 bis 8 Atemzüge halten. Spannung lösen.

Positive Effekte: Aktiviert alle Beckenbodenschichten und die gesamte Muskelkette der Körpervorderseite (Schienbeinmuskeln, Oberschenkelvorderseite, gerade Bauchmuskeln, Brust- und Schultermuskeln). Auch die tief liegenden Bauchmuskeln werden mit aktiviert.

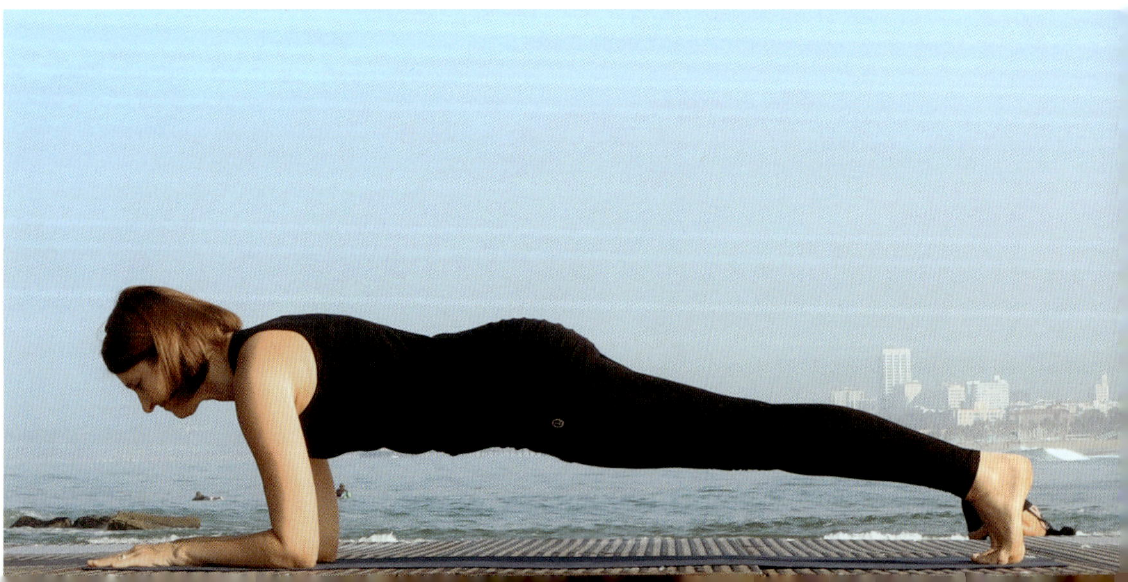

Tipp: Geben Sie bitte nicht auf, wenn Sie das Gefühl haben, Ihr Becken so gar nicht abheben zu können. Es ist ganz normal, dass man anfangs meint, keine Kraft zu haben. Selbst wenn Sie Ihr Becken gefühlt nur 1 bis 2 Millimeter vom Boden abheben, stärken Sie die wichtigen Körperbereiche. Mit der Zeit und etwas Übung werden Sie die positive Wirkung spüren.

Variation/Erweiterung

Variation A: Knie absetzen

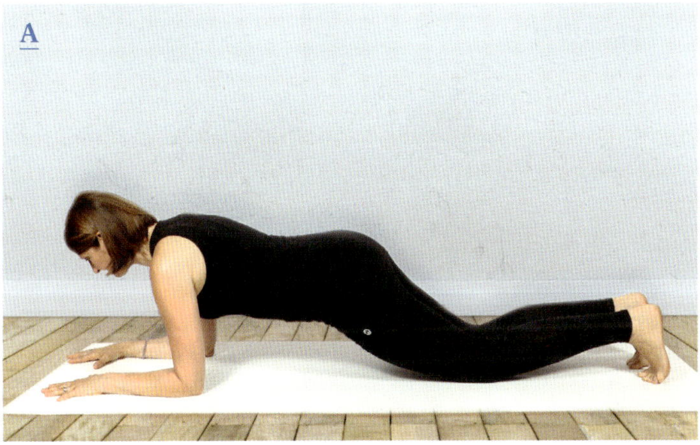

SCHWAN

- In den Vierfüßlerstand gehen, die Hände unter den Schultern platzieren. Tief und ruhig atmen.
- Rechtes Knie nach vorne auf Höhe des Brustbeins zwischen den Armen ablegen, linkes Bein nach hinten strecken.
- Die rechte Ferse etwas nach außen in Richtung linke Hüfte schieben. Hinteres Bein bleibt lang und gestreckt.
- Einatmend Brustbein in Richtung Decke heben. Ausatmend den Oberkörper auf dem Oberschenkel ablegen und Unterarme zum Boden bringen.
- Übung 5 bis 8 Atemzüge halten. Seitenwechsel.

Positive Effekte: Vor allem wird hier einer der tief sitzenden Gesäßmuskeln entspannt – der Musculus piriformis, der sich durch viel Sitzen und einseitige Belastung wie das Tragen des Kindes schnell verspannen kann. Die Entspannung des Muskels wirkt auch entspannend für den unteren Rücken.

Tipp: Die Schwangerschaft hat durch den wachsenden Bauch Einfluss auf die Körperstatik und führt nicht selten zu Verspannungen, die man nach der Geburt nicht so schnell wieder loswird. Da das Baby bei der Geburt bereits einige Kilos wiegt und man gern eine Lieblingstrageseite hat, spannt sich dann auch noch eine Körperseite mehr an als die andere. Das verstärkt die aus der Schwangerschaft vorhandene Spannung manchmal noch. Somit ist diese Übung perfekt zum Ausgleich der Körperseiten, zur Dehnung der verspannten Stellen und zur Entlastung im unteren Rücken.

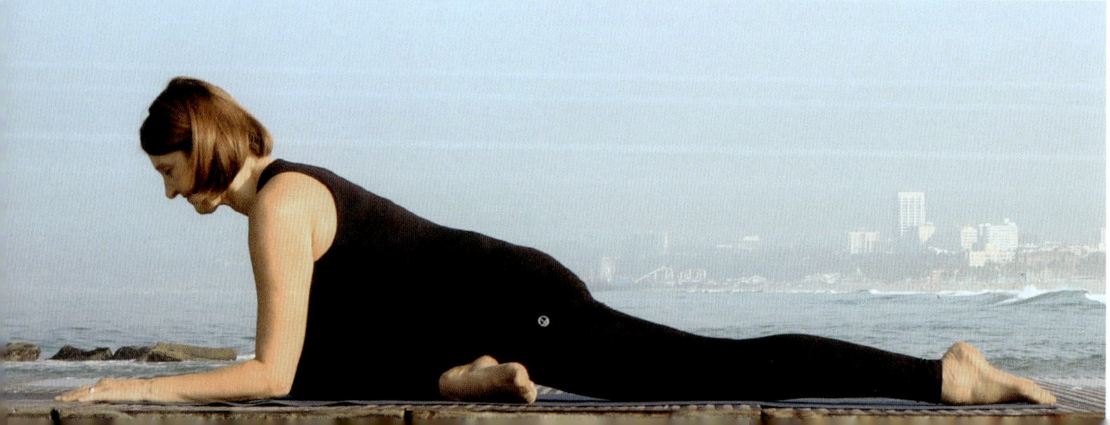

Achtung: Sollte das untere Knie schmerzen, stattdessen lieber das Nadelöhr wie auf S. 141 beschrieben üben!

Variationen/Erweiterung

Variation A: Oberkörper angehoben lassen
Variation B: Nadelöhr

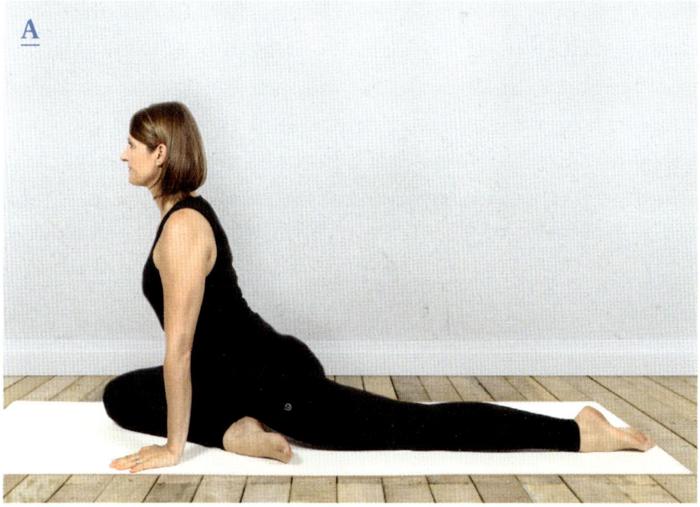
A

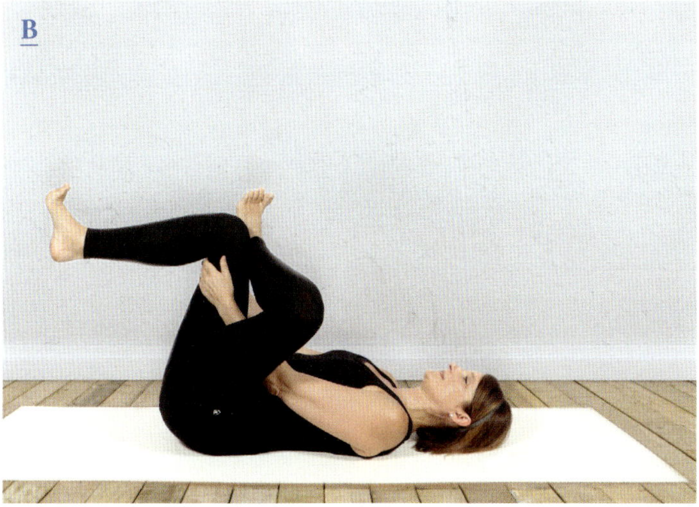
B

ÜBUNGSREIHE 6: STARKE KÖRPERMITTE

Zeitaufwand:
ca. 10 Minuten

Positive Effekte: *flacher Bauch, Stabilisierung der Bauch- und Rückenmuskulatur als tragende Einheit*

Eine starke Körpermitte hilft uns nicht nur, im Alltag stabil zu stehen, sondern gibt uns zudem innere Stabilität, damit wir auch mental schwierigen Alltagssituationen standhalten können. Der Bauch- und Lendenwirbelsäulenbereich stehen bei einer starken Körpermitte deshalb immer im Vordergrund. Diese Übungsreihe arbeitet an einer kräftigen Bauchmuskulatur, die nicht nur gut aussieht, weil sie den Bauch formt und schlanker erscheinen lassen kann, sondern die darüber hinaus auch den unteren Rücken schützt und stützt. Somit arbeiten Bauch- und Rückenmuskulatur als tragendes, stabilisierendes Korsett eng zusammen und geben uns den für unseren Alltag nötigen Halt.

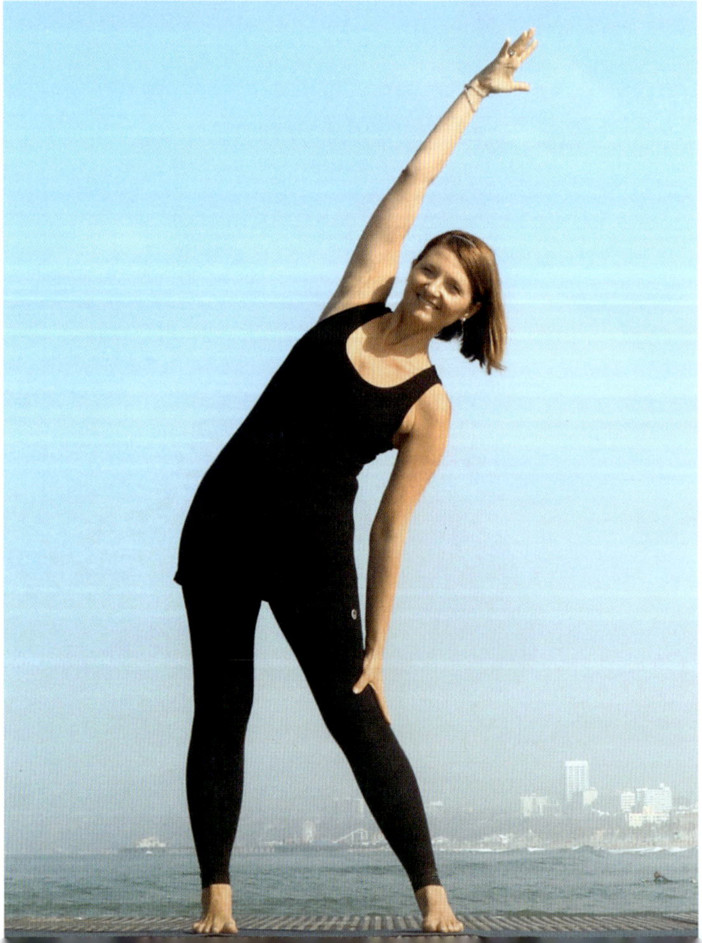

SEITNEIGUNG

- Gerade und aufrecht stehen, Schultern entspannt, Brustbein in Richtung Decke heben, um den Rücken aufzurichten. Beine hüftbreit öffnen. Tief und ruhig atmen.
- Beckenboden aktivieren, Unterbauch in Richtung Wirbelsäule ziehen.
- Mit der Einatmung den rechten Arm nach oben heben.
- Mit der Ausatmung den rechten Fuß fest in den Boden drücken und den Oberkörper nach links neigen. Die Hüfte schiebt sich dabei leicht nach rechts (siehe Bild auf linker Seite).
- 5 bis 8 Atemzüge halten. Seitenwechsel.

Mögliche Effekte: Dehnt auf der einen Seite die seitliche Bauchmuskulatur sowie die Zwischenrippenmuskeln und richtet die Wirbelsäule auf. Auf der jeweils anderen Körperseite gibt diese Übung Stabilität. Sie öffnet das Herz und schafft Weite für tiefe Atemzüge.

Tipp: Wenn Sie das Gefühl haben, dass Sie nicht tief genug atmen, können Sie diese Übung wunderbar zwischendurch in Ihren Alltag einbauen.

Variation/Erweiterung

Variation A: Hand hinter den Kopf legen statt Arm nach oben zu strecken

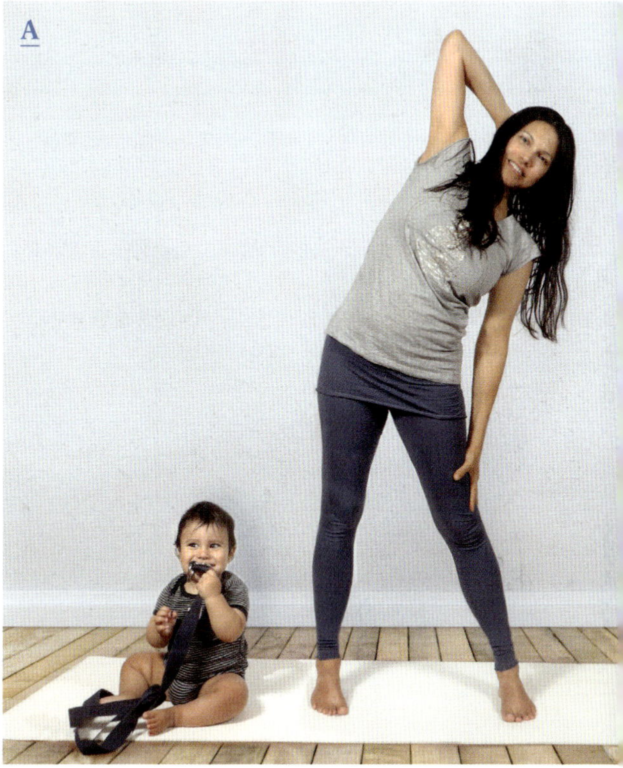

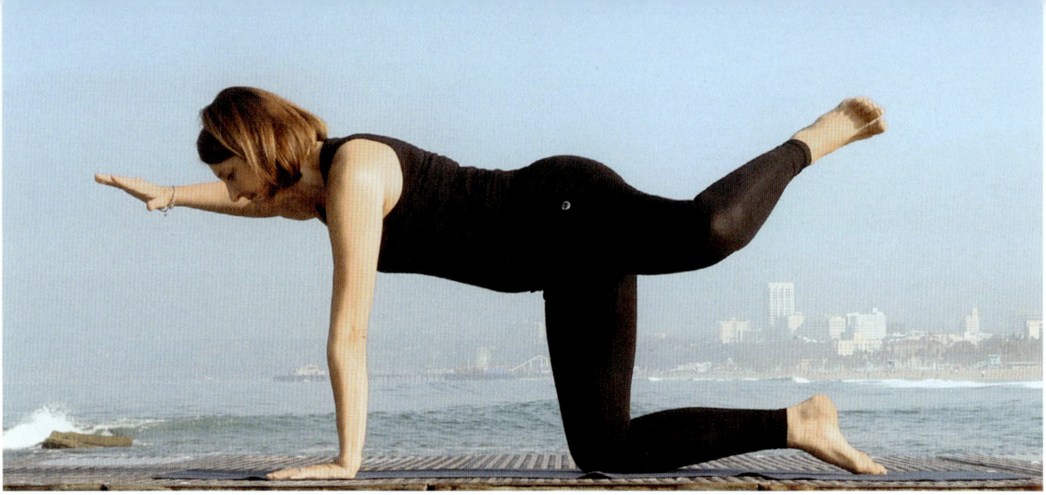

TIGER MIT SEITLICHEM BEINHEBEN

- In den Vierfüßlerstand gehen, die Hände stehen unter den Schultern, die Knie unter der Hüfte. Tief und ruhig atmen.
- Beckenboden aktivieren, insbesondere Unterbauch in Richtung Wirbelsäule ziehen und das imaginäre Gummiband zwischen Kreuzbein und Schambein sowie 2 Zentimeter unterhalb des Nabels aktiv nach innen und oben ziehen.
- Mit der Einatmung den rechten Arm und das linke Bein gebeugt zur Seite anheben. Beide Hüftknochen sind gleich weit vom Boden entfernt.
- 5 bis 8 Atemzüge halten.
- Vor dem Seitenwechsel nochmal ganz bewusst den Beckenboden anspannen, dann Seitenwechsel.

Positive Effekte: Aktiviert neben dem Beckenboden die schräge und tiefe Bauchmuskulatur besonders effektiv. Wird der Arm angehoben, wird zusätzlich auch die Muskulatur beansprucht, die dafür zuständig ist, das Schulterblatt in Richtung Wirbelsäule zu ziehen. Diese Muskulatur ist bei vielen zu schwach.

Tipp: Diese Übung können Sie toll mit Ihrem Baby zusammen machen. Das Baby liegt dabei unter Ihnen liegt und Sie streicheln oder kitzeln es, wenn Sie den Arm absenken.

Variationen/Erweiterung

Variation A: Arm und Bein weniger anheben
Variation B: Nur den Arm heben

A

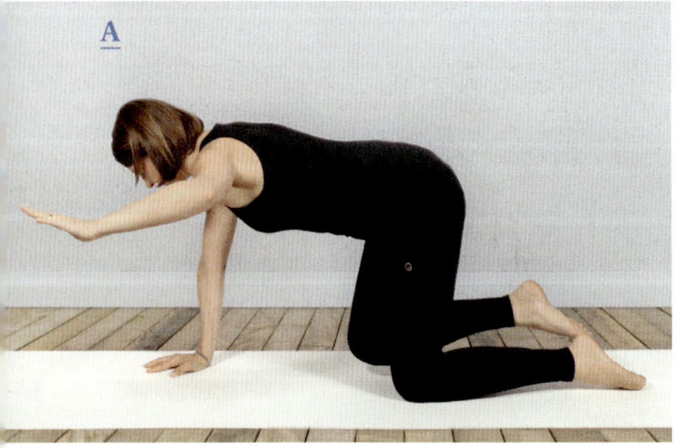

B

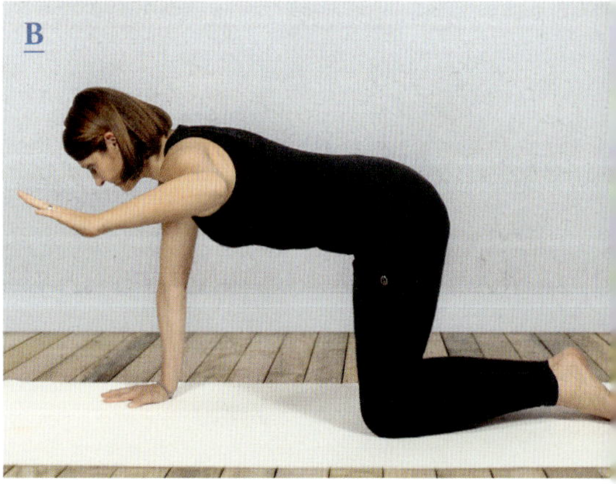

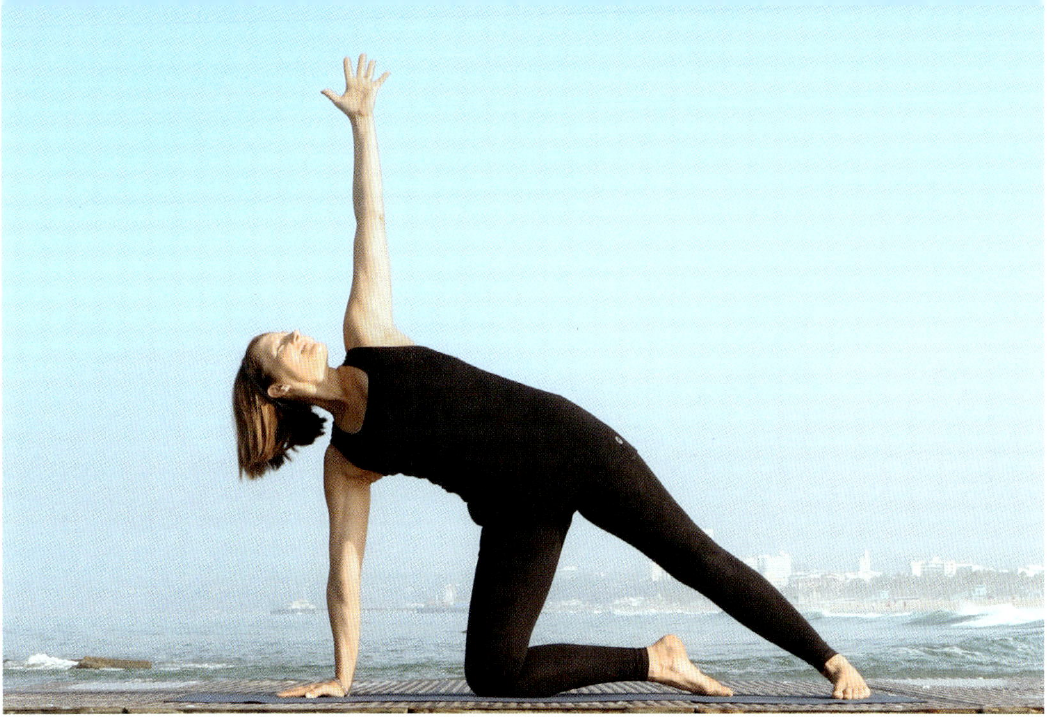

SEITSTÜTZ

- Im Vierfüßlerstand bleiben, den Abstand zwischen Händen und Knien beibehalten. Tief und ruhig atmen.
- Gewicht auf rechte Seite verlagern, linkes Bein nach hinten ausstrecken und Fußspitze auf den Boden stellen.
- Beckenboden aktivieren, insbesondere Unterbauch in Richtung Wirbelsäule ziehen.
- Gewicht vollständig auf die rechte Hand und das rechte Knie verlagern.
- Linken Fuß um 90 Grad drehen und auf dem Boden ablegen, sodass der Fuß zur Seite nach außen zeigt. Dabei den linken Arm in Richtung Decke strecken. Hüfte dreht zur Seite auf.
- 5 bis 8 Atemzüge halten. Seitenwechsel.

Positive Effekte: Die gesamte seitliche Muskelkette, insbesondere die schräge (seitliche) Bauchmuskulatur, wird gestärkt.

Variation/Erweiterung

Variation A: Beide Beine sind gestreckt

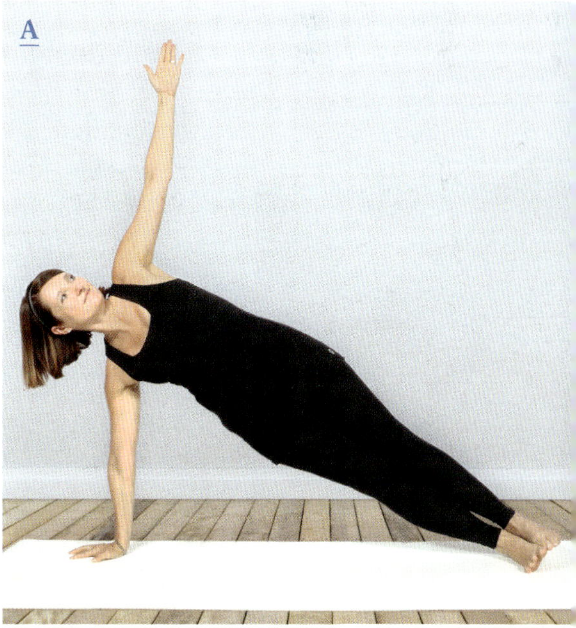

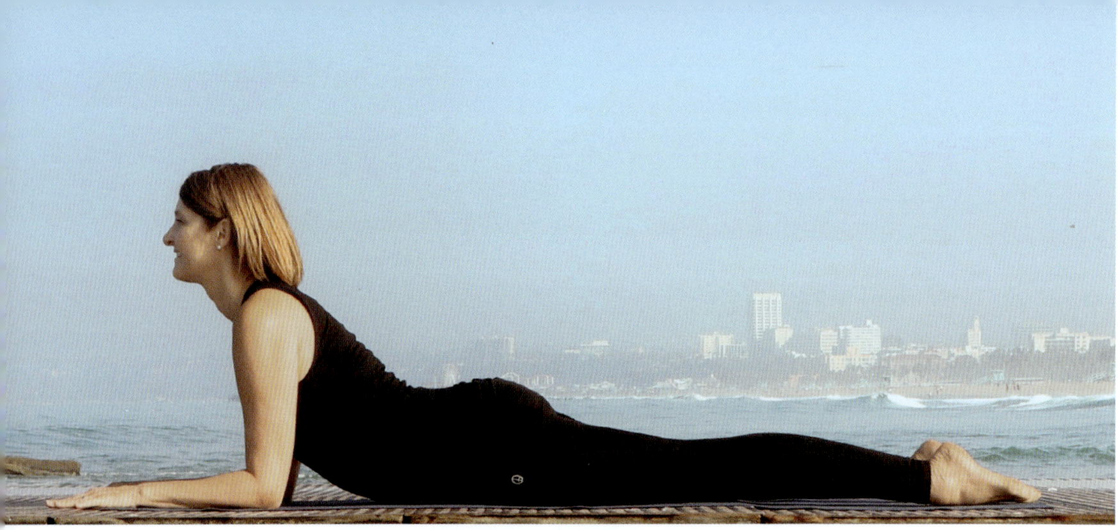

SPHINX

- In die Bauchlage begeben. Fußrücken kräftig in den Boden drücken. Tief und ruhig atmen.
- Beckenboden aktivieren, insbesondere den Bauchnabel in Richtung Wirbelsäule ziehen. Der Bauchnabel sollte den Boden nicht berühren.
- Unterarme aufstellen mit den Ellbogen unter den Schultern. Brustbein schiebt zum Mattenanfang.
- 5 bis 8 Atemzüge halten. Gesäßmuskulatur bleibt entspannt.

Positive Effekte: Dehnt die Bauch-, Brust- und Schultermuskulatur. Gleichzeitig ist diese Übung eine schöne Herzöffnung und hilft, die verspannten Schultern zu entlasten und dabei den Rücken zu stärken.

Variationen/Erweiterung

Variation A: Kobra
Variation B: Kobra mit angehobenen Händen

A

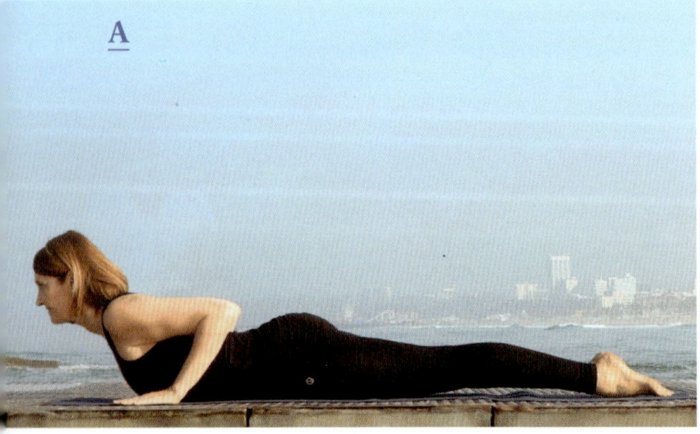

B

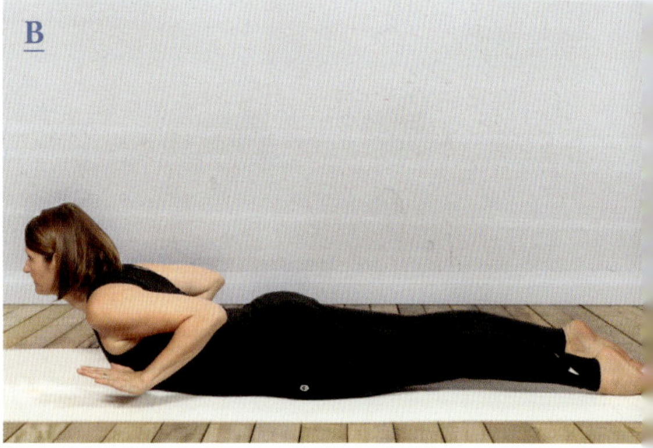

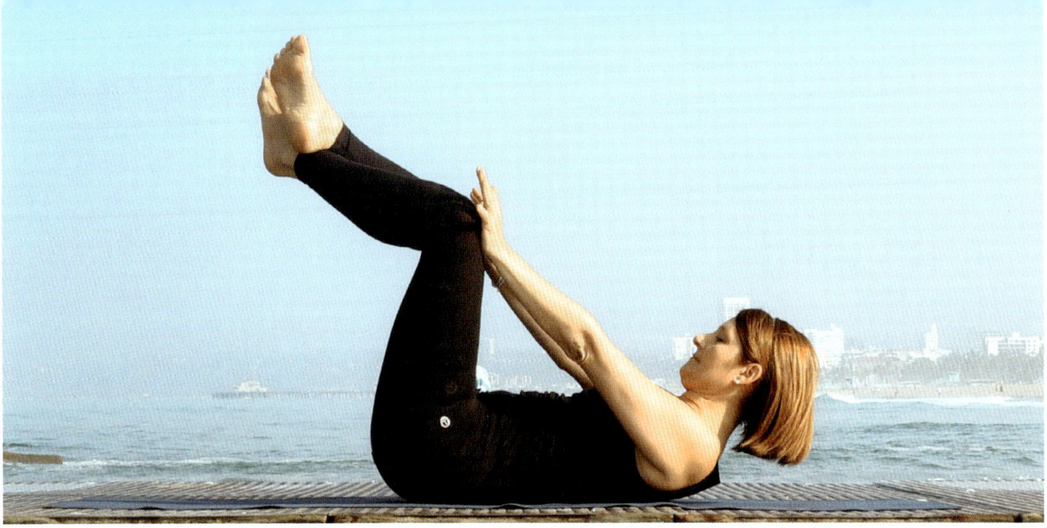

SCHNEIDERSITZ IN RÜCKENLAGE

- In die Rückenlage begeben. Ruhig atmen.
- Knie zum Körper ziehen, sodass ein 90-Grad-Winkel in den Hüftgelenken entsteht.
- Beckenboden aktivieren, insbesondere den Bauchnabel Richtung Wirbelsäule ziehen.
- Beine wie im Schneidersitz kreuzen. Wirbelsäule in die Matte drücken.
- Kopf heben, Hände auf die Knie drücken und Knie dabei in Richtung Hände schieben – Gegendruck erzeugen.
- 5 bis 8 Atemzüge halten.

Positive Effekte: Diese Übung aktiviert die gesamte Bauchmuskulatur und den Beckenboden, aber vor allem die gerade Bauchmuskulatur. Tief liegende Muskelschichten, die durch die Schwangerschaft stark gedehnt und beansprucht wurden, werden wieder angesteuert und für den Körper stabilisierend aktiv.

Tipp: Wollen Sie den Bauch vor allem unterhalb des Bauchnabels aktivieren, so achten Sie darauf, dass Sie den Bauch 2 Fingerbreit unterhalb des Bauchnabels tief nach innen ziehen und die Beine wirklich in der 90-Grad-Postion halten und nicht näher an den Körper heranziehen.

Variationen/Erweiterung

Variation A: Kopf auf dem Boden lassen
Variation B: Diagonal Druck auf die Innenseite eines Knies ausüben: Eine Hand liegt entspannt hinter dem Kopf, die andere am diagonal entgegengesetzten Knie. Seitenwechsel.

A

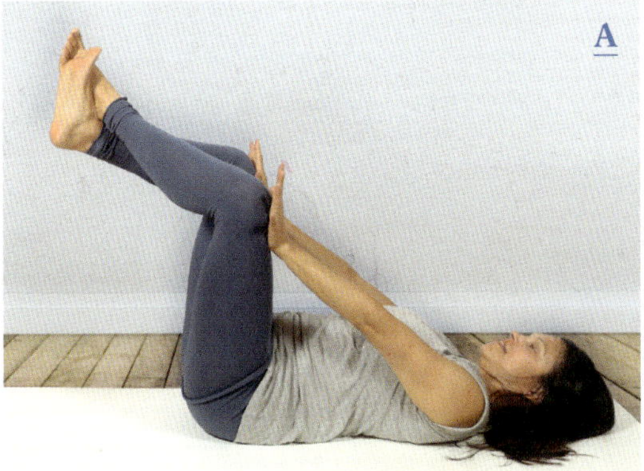

B

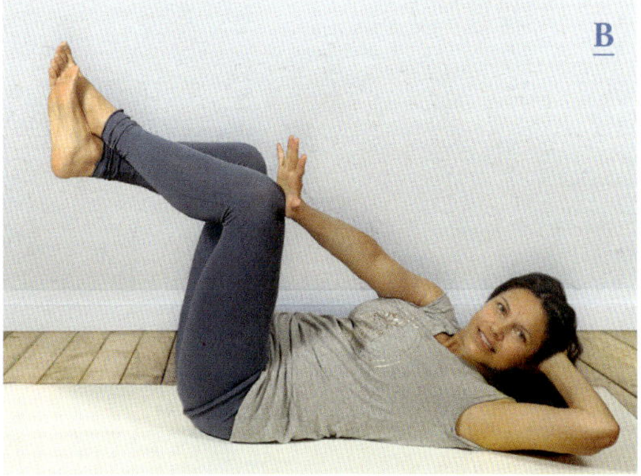

ÜBUNGSREIHE 7: BECKENBODEN ZURÜCKBILDEN

Zeitaufwand:
ca. 10 Minuten

Positive Effekte: *Kräftigung des Beckenbodens und motorisches Lernen, den Beckenboden im Alltag »wie von selbst« aktivieren zu können.*

Wie wir in Kapitel 2 dieses Buches beschrieben haben, wird der Beckenboden bei jeder unserer Übungsreihen in jeder Asana immer mittrainiert. Doch natürlich ist es wichtig, Ihnen auch eine Übungsreihe speziell für die Stärkung des Beckenbodens an die Hand zu geben, bei der dieser so wichtige Muskel im Mittelpunkt steht. Die folgende Übungsreihe besteht deshalb aus motorisch wenig anspruchsvollen Übungen, bei denen Sie sich voll und ganz auf die Ansteuerung des Beckenbodens konzentrieren können. Aber Achtung, Sie werden es spüren: Motorisch einfach bedeutet nicht zwangsläufig, dass die Übungen nicht anstrengend sind.

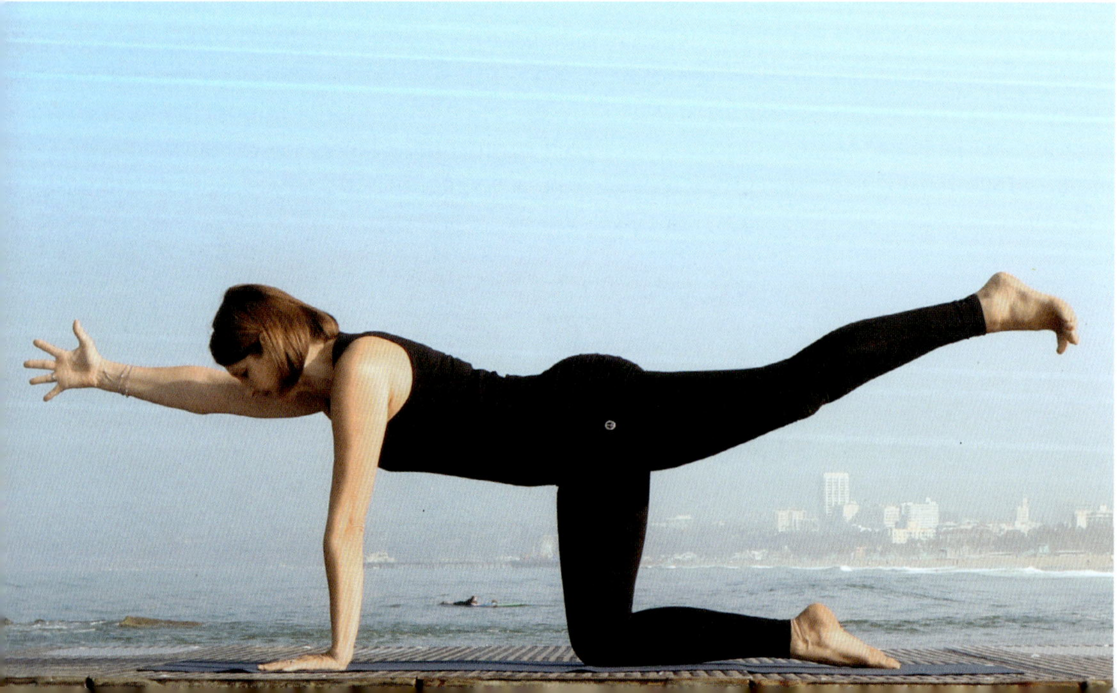

TIGER

- In den Vierfüßlerstand gehen, darauf achten, dass die Hände unter den Schultern stehen, die Beine sind hüftbreit geöffnet.
- Das linke Bein nach hinten ausstrecken. Gewicht auf die linke Hand verlagern und den rechten Arm nach vorne ausstrecken.
- Beckenboden aktivieren, insbesondere Unterbauch in Richtung Wirbelsäule ziehen.
- Linken Fuß und die rechte Hand gefühlt auseinanderziehen. Gewicht gleichmäßig zwischen linker Hand und rechtem Knie verteilen.
- 5 bis 8 Atemzüge halten (siehe Bild linke Seite). Vor dem Seitenwechsel in die Kindhaltung gehen, dabei ganz bewusst den Wechsel von Anspannung zu Entspannung wahrnehmen.

Positive Effekte: Aktiviert alle Beckenbodenschichten und bringt dem Gehirn bei, den Beckenboden zu aktivieren, egal, was der Rest des Körpers macht. Trainiert darüber hinaus die Rückenmuskulatur und die schräge Bauchmuskulatur.

Variation/Erweiterung

Variation A: Knie und Ellbogen mit der Einatmung zusammenführen und mit der Ausatmung wieder strecken

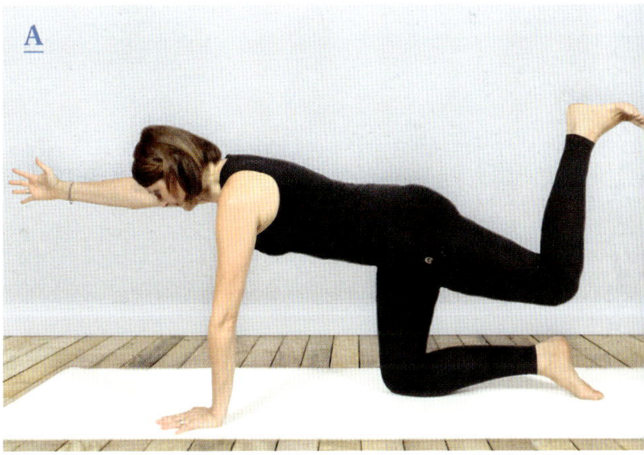

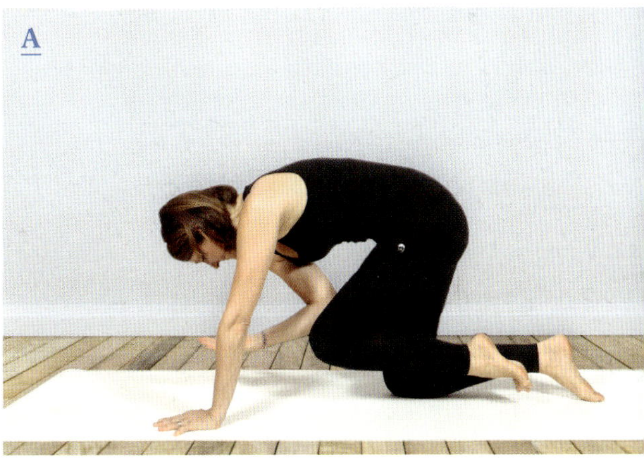

BOOT

- In einen aufrechten Sitz auf dem Boden kommen. Tief und ruhig atmen.
- Füße anwinkeln und auf dem Boden abstellen. Den Rücken gerade und aufrecht halten.
- Brustbein heben, um die Wirbelsäule gestreckt zu halten und nicht einzusinken.
- Beckenboden aktivieren, insbesondere Unterbauch in Richtung Wirbelsäule ziehen, damit die Muskulatur mitarbeitet.
- Oberkörper mit nach vorne gestreckten Armen so weit zurücklehnen, dass die Bauchspannung gerade noch gehalten werden kann, maximal jedoch den halben Weg Richtung Boden.
- In dieser Haltung bleiben und ein oder beide Beine schräg diagonal abheben. Die Beine können gebeugt sein oder gestreckt. Weniger ist hier oft mehr!
- 5 bis 8 Atemzüge halten.

Positive Effekte: Aktiviert werden auch hier alle Beckenbodenschichten und aktiviert wird zusätzlich die gerade Bauchmuskulatur in der aufrechten Körperhaltung. Die Bauchmuskulatur ist im Alltag vorwiegend als Stützmuskulatur im Einsatz, deswegen ist es sehr wichtig, sie auch beim Üben zu beanspruchen, wo sie lernt, dauerhaft aktiv zu sein.

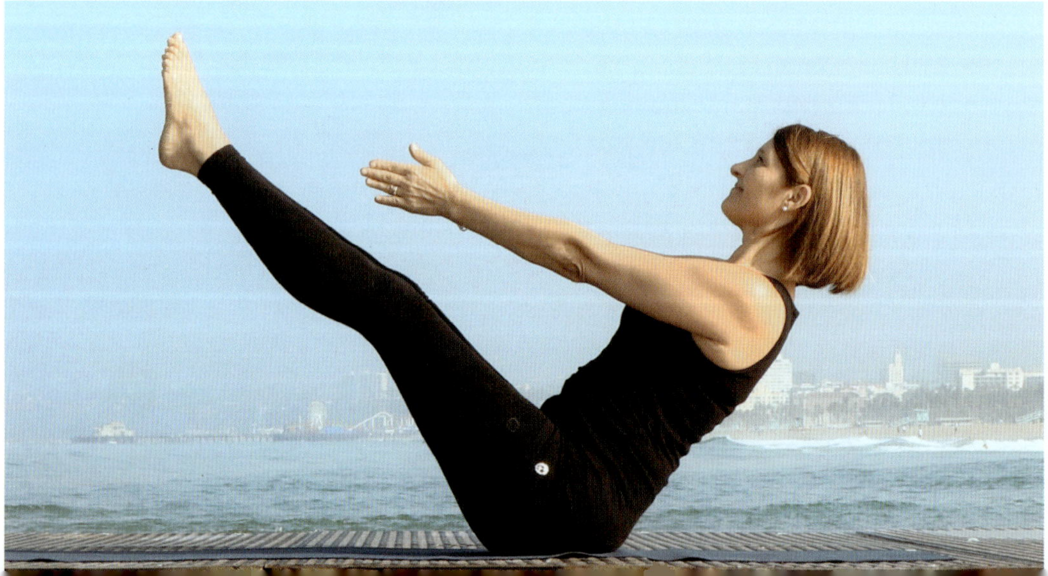

Variationen/Erweiterung

Variation A: Boot mit aufgestellten Füßen
Variation B: Boot diagonal – dafür die Arme mit aneinandergelegten Handinnenflächen über das linke Knie nach außen führen. Nach 5 Atemzügen die Seite wechseln
Variation C: Halbes Boot

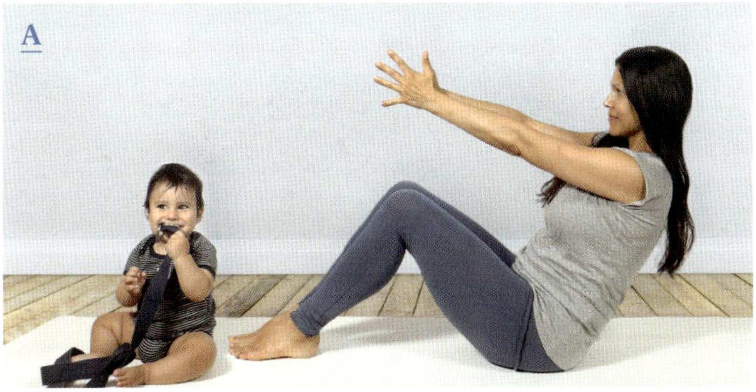

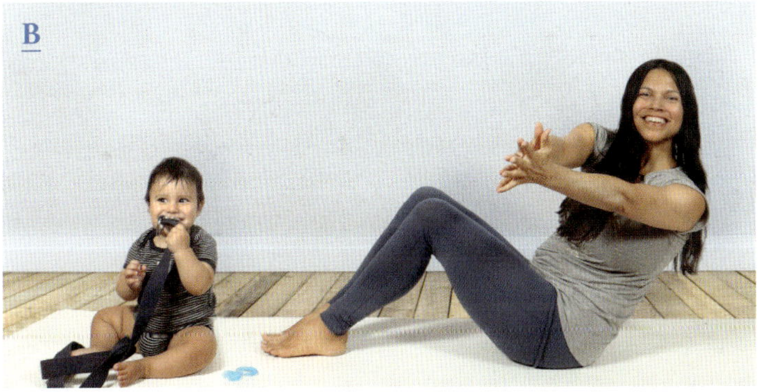

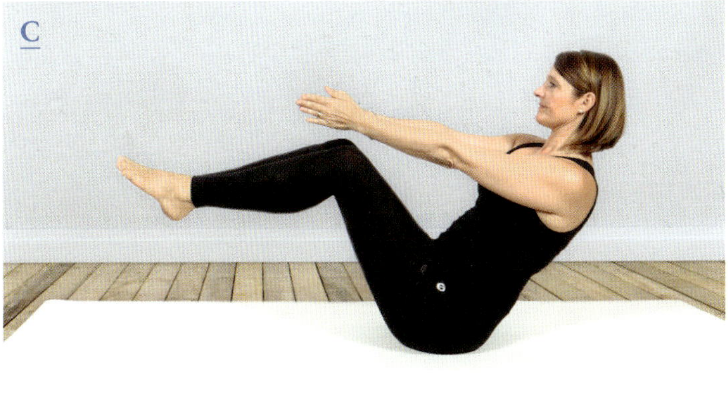

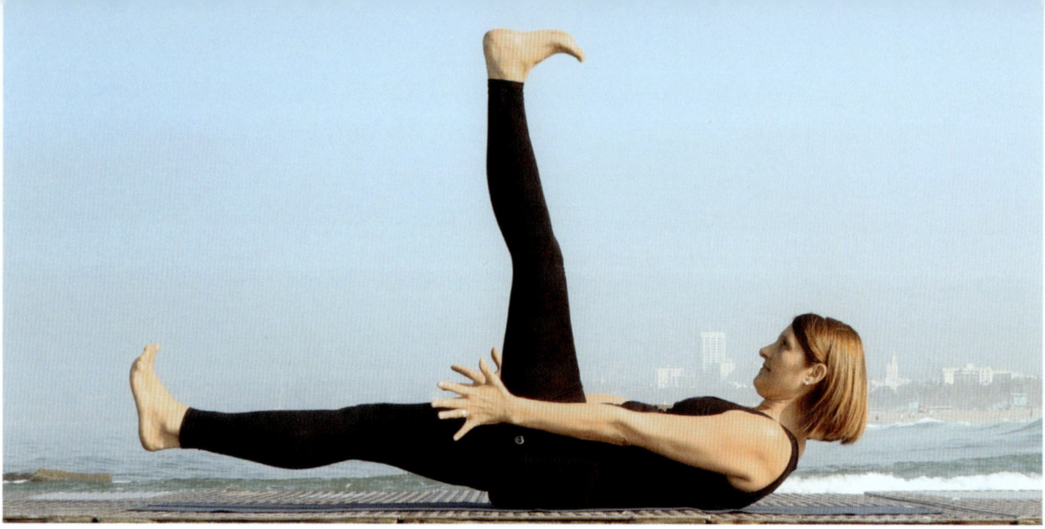

SCHERE

- In Rückenlage beide Beine senkrecht nach oben strecken. Tief und ruhig atmen.
- Lendenwirbelsäule in die Matte drücken.
- Beckenboden aktivieren, insbesondere Unterbauch in Richtung Wirbelsäule ziehen, damit kein Hohlkreuz entsteht und auch der Rücken entlastet wird.
- Hände drücken neben dem Körper in den Boden oder sind seitlich in Richtung Füße gestreckt, ein paar Zentimeter über dem Boden schwebend. Kopf heben.
- Das linke Bein nun so weit in Richtung Boden absenken, dass der untere Rücken gerade noch am Boden bleiben und der Bauch festgehalten werden kann.
- Mit der Einatmung das linke Bein wieder anheben, mit der Ausatmung das andere – rechte – Bein nach unten senken.
- 5 bis 8 Wiederholungen je Bein im Wechsel.
- Gerne zum Entspannen die Knie zum Körper ziehen.

Positive Effekte: Aktiviert alle Beckenbodenschichten und trainiert die gesamte Bauchmuskulatur inklusive der Tiefenmuskulatur.

Tipp: Sobald Sie merken, dass Sie die Luft anhalten müssen, um die Spannung zu halten, senken Sie das Bein nicht ganz so weit ab. Achten Sie auf Ihren Atem.

Variationen/Erweiterung

Variation A: Kopf auf dem Boden lassen
Variation B: Beine angewinkelt

A

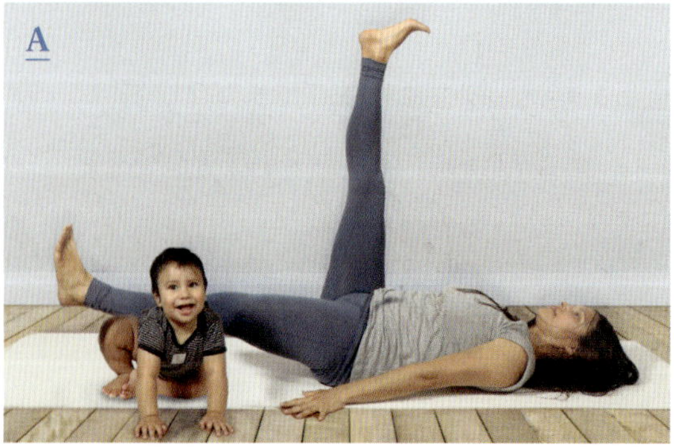

B

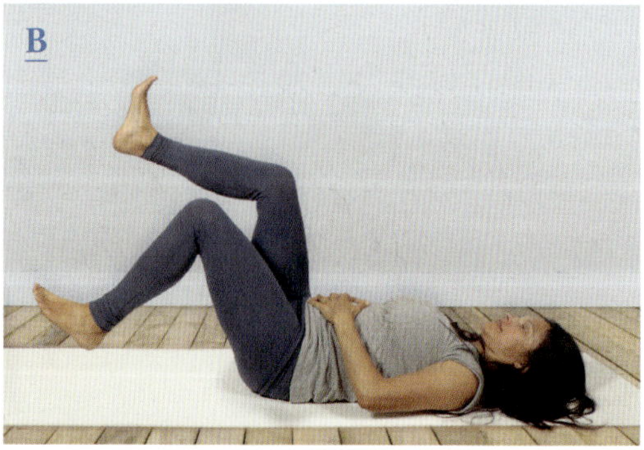

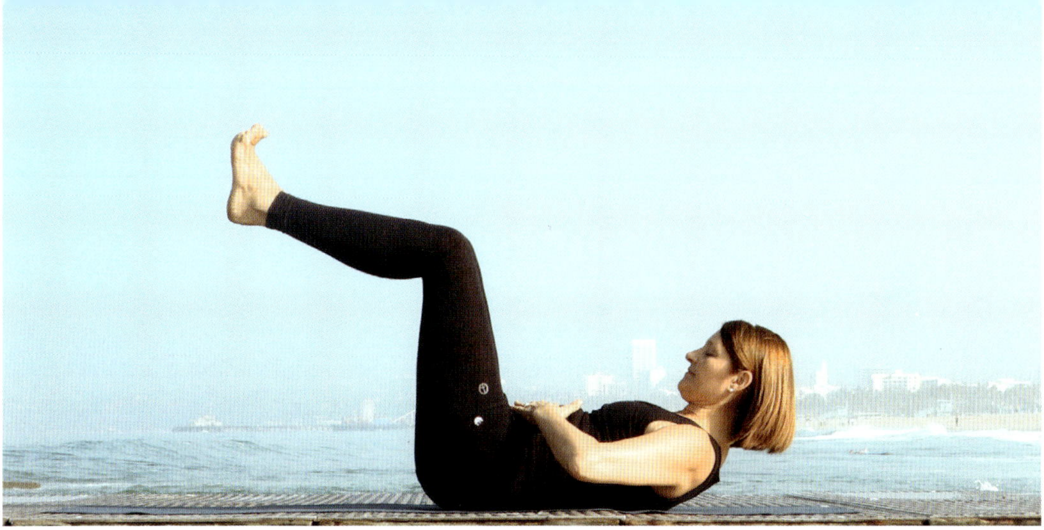

STABILITÄT IM BAUCH

- In der Rückenlage beide Beine senkrecht nach oben strecken. Tief und ruhig atmen.
- Lendenwirbelsäule in die Matte drücken.
- Beckenboden aktivieren, insbesondere Unterbauch in Richtung Wirbelsäule ziehen.
- Die Beine so anwinkeln, dass die Knie über der Hüfte positioniert sind. Hüft- und Kniegelenk bilden je einen 90-Grad-Winkel. Kopf heben.
- Die Lendenwirbelsäule noch bewusster in die Matte drücken und den Bauch aktiv halten. Die Knie bleiben dabei über dem Hüftgelenk.
- 5 bis 8 Atemzüge halten.
- Gerne zum Entspannen die Knie zum Körper ziehen.

Positive Effekte: Aktiviert alle Beckenbodenschichten und aktiviert vor allem auch die gerade Bauchmuskulatur.

Variationen/Erweiterung

Variation A: Kopf bleibt auf dem Boden
Variation B: Die Knie sind mehr über dem Bauchnabel
Variation C: Knie etwas weiter in Richtung Füße schieben (der untere Rücken sollte aber immer noch in die Matte drücken)

A

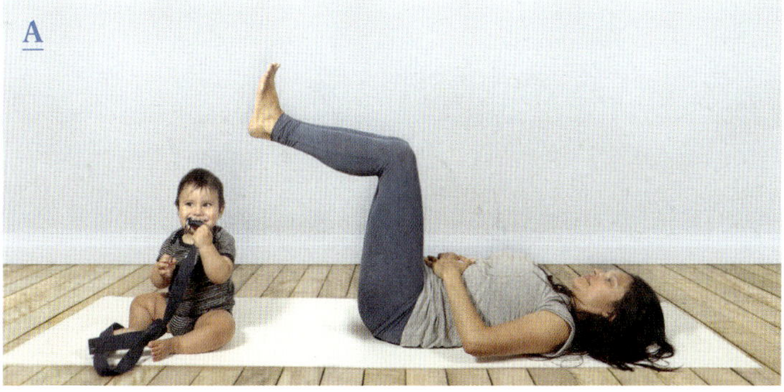

HALBES RAD

- In der Rückenlage die hüftbreit geöffneten Füße ganz nah am Gesäß aufstellen, die Mittelfinger können fast die Fersen berühren. Tief und ruhig atmen.
- Die Arme liegen seitlich neben dem Körper und drücken fest in den Boden.
- Beckenboden aktivieren, insbesondere Unterbauch in Richtung Wirbelsäule ziehen.
- Druck in die Fußballen geben und das Gesäß so weit wie möglich anheben, dabei das Brustbein in Richtung Kinn bewegen, den Hinterkopf in die Matte drücken und das Kinn heben, um den Nacken zu entlasten. Hände unter dem Körper verzahnen, Arme gestreckt lassen. Fließend und gleichmäßig atmen.
- 5 bis 8 Atemzüge halten. Gerne zum Entspannen die Knie zum Körper ziehen.

Positive Effekte: Aktiviert alle Beckenbodenschichten und kräftigt die Oberschenkelrückseite, das Gesäß und den Lendenwirbelbereich. Der ideale Ausgleich für die vielen Bauchmuskelübungen dieser Übungsreihe. Deswegen sollten Sie diese Übung auf jeden Fall immer zusätzlich üben und nie überspringen!

Hilfsmittel: Yogablock. Diesen zwischen die Oberschenkel klemmen und fest zusammendrücken. Das aktiviert zusätzlich noch die Innenseite der Oberschenkel, also die Adduktoren.

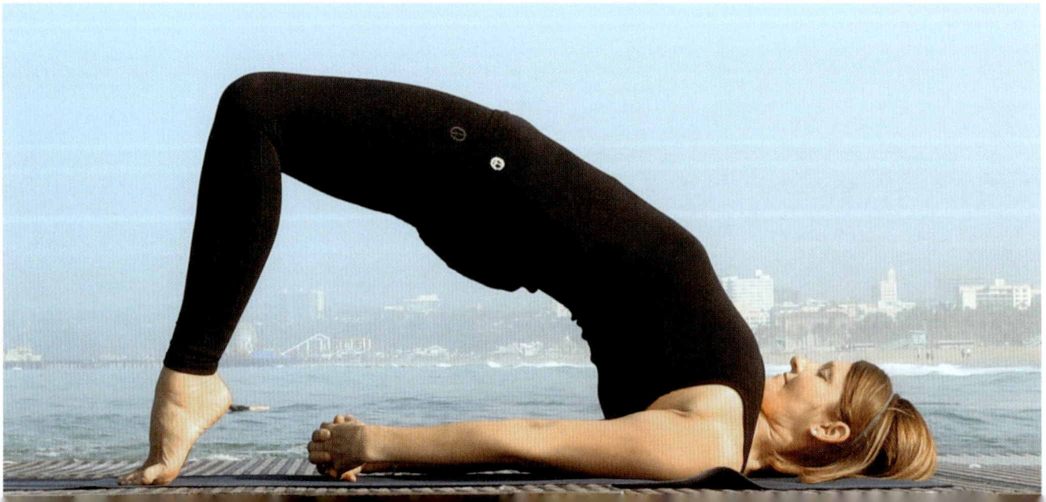

Variationen/Erweiterung

Variation A: Fersen bleiben auf dem Boden
Variation B: Yogablock unter das Gesäß schieben und zur Entlastung darauf ablegen
Variation C: Ellbogen in den Boden pressen, Hände zeigen nach oben

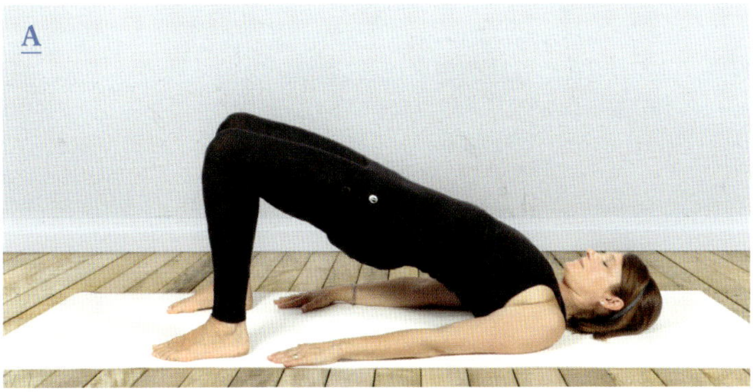

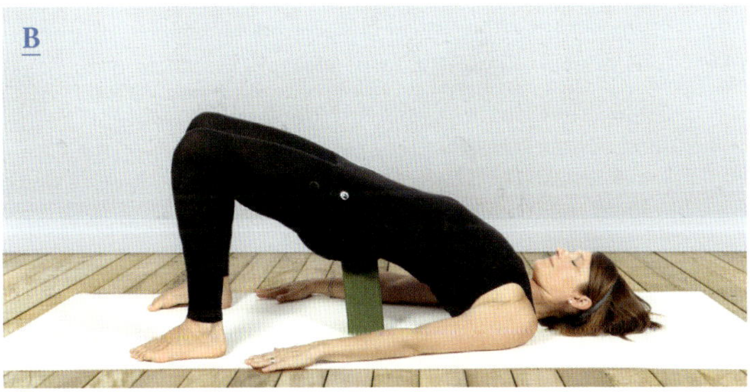

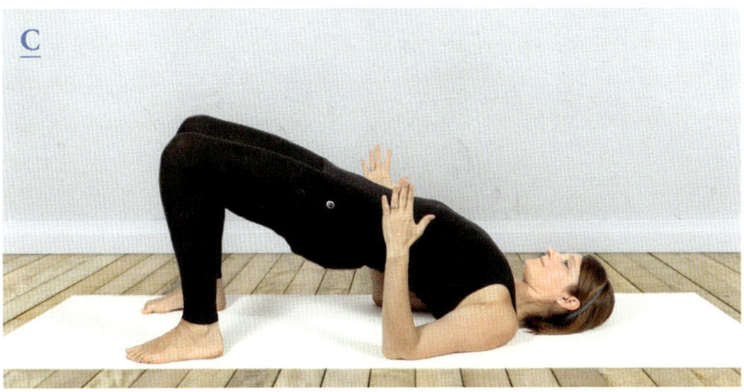

ÜBUNGSREIHE 8: BECKENBODEN UND HÜFTE

Zeitaufwand:
ca. 10 Minuten

Positive Effekte: *Dehnt und kräftigt die Muskulatur von Becken und Hüfte und kräftigt die Beckenbodenmuskulatur.*

Beckenboden und Hüfte liegen nicht nur »geografisch« in derselben Region, sie beeinflussen sich auch wechselseitig. Ein kräftiger Beckenboden richtet die Wirbelsäule auf und kippt das Becken in die physiologisch korrekte Position. Das kann er aber nur, wenn ihm die Hüftmuskulatur dabei hilft. Deswegen ist es wichtig, dass die Muskeln im richtigen Verhältnis zueinander gekräftigt werden, aber auch genügend gedehnt sind, um dem Becken die Kraft, aber auch Freiheit zu geben, sich richtig zu positionieren.

Darüber hinaus hört man im Yoga immer wieder den Satz: »In den Hüften sitzen die Emotionen.« Gerade Dehnpositionen können alte Emotionen freisetzen. Lassen Sie diese Emotionen einfach fließen und freuen Sie sich auf mehr Unbeschwertheit nach der Praxis, vielleicht sogar für den Rest des Tages!

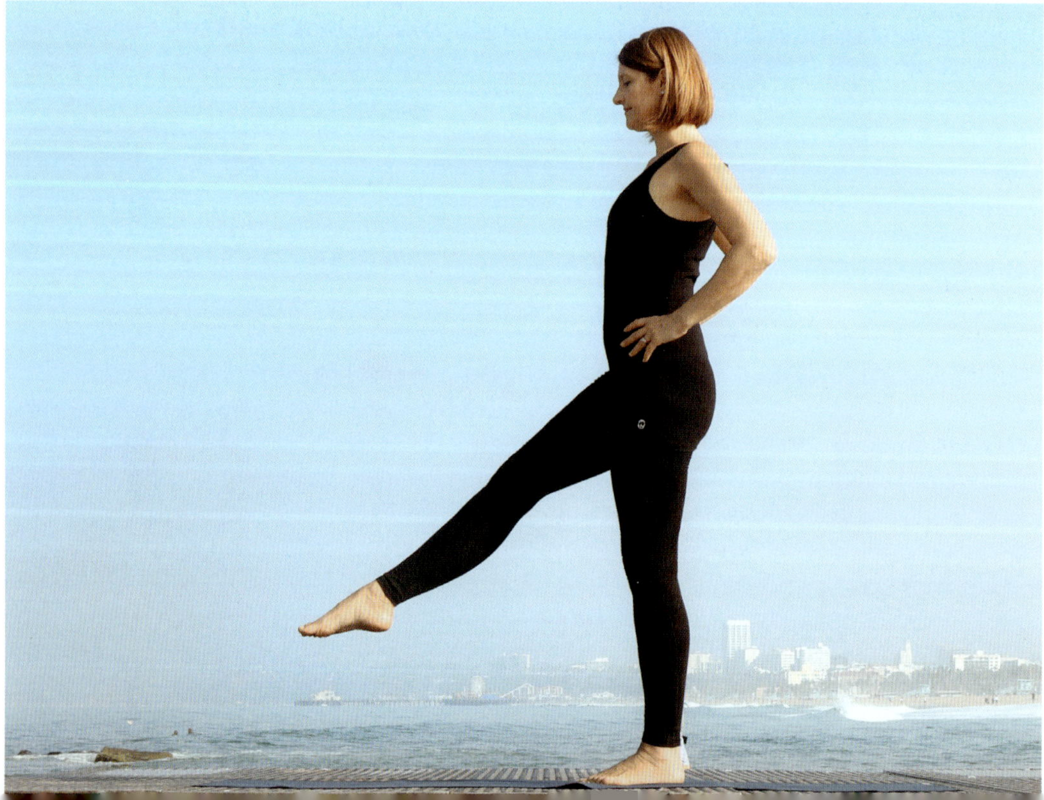

LEG LIFT GERADE UND DIAGONAL

- Gerade und aufrecht stehen, Schultern entspannt, Brustbein in Richtung Decke heben, um den Rücken aufzurichten. Füße sind geschlossen. Tief und ruhig atmen.
- Beckenboden aktivieren, insbesondere Unterbauch in Richtung Wirbelsäule ziehen.
- Mit der nächsten Einatmung das linke Bein nach vorne anheben und auf Hüfthöhe halten, Hände in die Hüften stützen. Fließend weiteratmen (siehe Bild linke Seite).
- 5 bis 8 Atemzüge halten. Seitenwechsel.

Positive Effekte: Aktiviert alle Beckenbodenschichten und kräftigt die gerade Bauchmuskulatur sowie die Hüftbeugemuskulatur.

Variationen/Erweiterung

Variation A: Alternativ mit der Einatmung linkes Bein und rechten Arm zur Seite anheben und halten. Dann aus der Seitstreckung mit der Ausatmung Ellbogen und Knie zusammenführen, mit der Einatmung Arm und Bein wieder diagonal auseinanderstrecken. Seitenwechsel.
Variation B: Als Erweiterung am Ende der Übung das Bein im gestreckten Zustand im Hüftgelenk 5- bis 6-mal kreisen

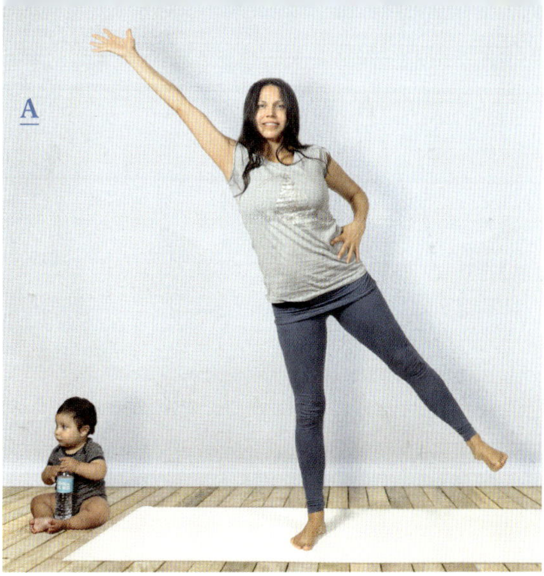

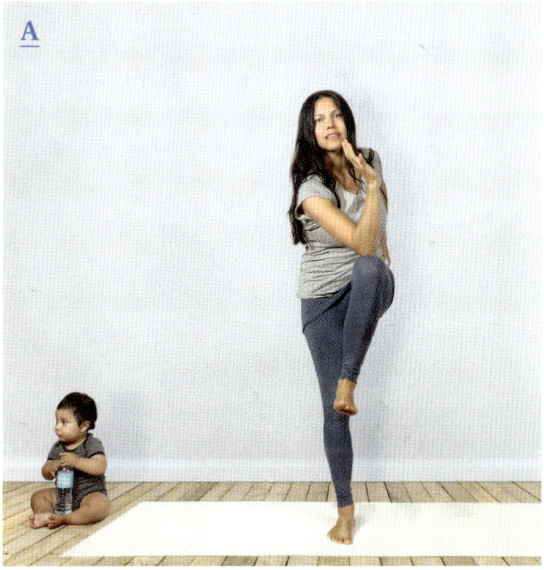

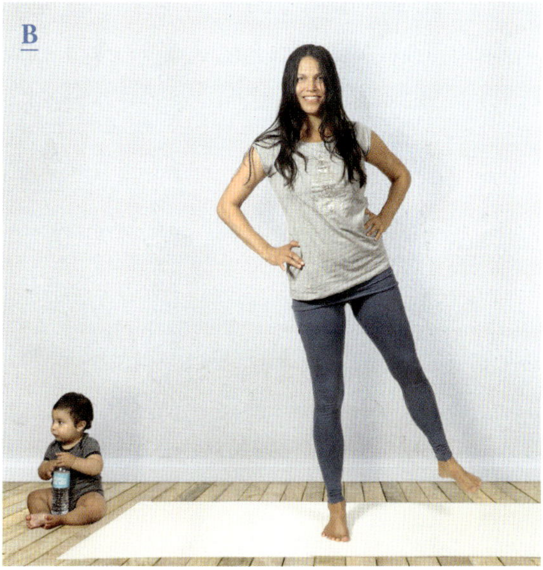

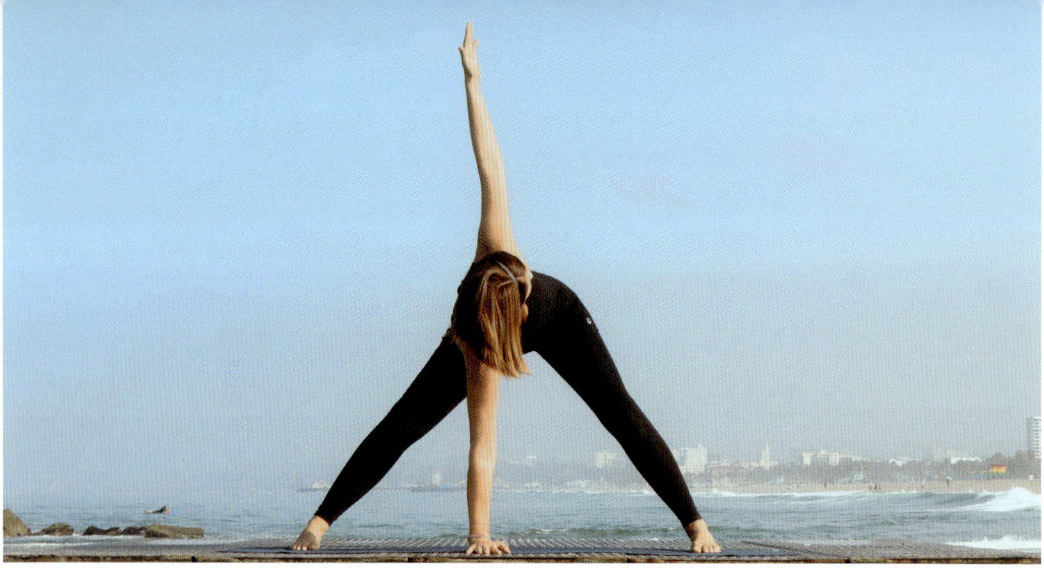

GRÄTSCHE MIT ROTATION

- Gerade und aufrecht stehen, Schultern entspannt, Brustbein in Richtung Decke heben, um den Rücken aufzurichten.
- Füße nun weit auseinanderstellen in eine Grätsche, Füße stehen parallel zueinander. Tief und ruhig atmen.
- Beckenboden aktivieren, insbesondere Unterbauch in Richtung Wirbelsäule ziehen.
- Mit der Einatmung Brustbein heben, um Länge im Rücken zu schaffen.
- Mit der Ausatmung die Hände unter den Schultern abstellen.
- Linke Hand mittig auf den Boden setzen.
- Rechte Hand in Richtung Decke strecken – die Schultern befinden sich übereinander.

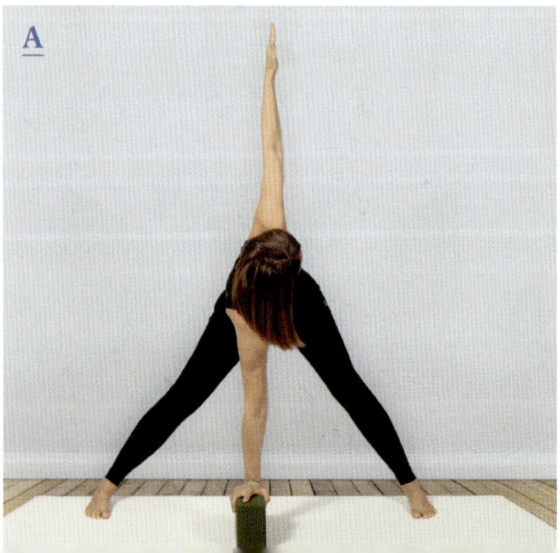

- 5 bis 8 Atemzüge halten. Lösen, in die Vorbeuge gehen, dann Seitenwechsel.

Positive Effekte: Dehnt die Muskulatur der Oberschenkelrückseite, des Gesäßes, den unteren Rücken sowie die Beininnenseiten. Darüber hinaus wird die Rotationsfähigkeit der Brustwirbelsäule verbessert. Die Hüfte öffnet sich auf wunderbare Weise.

Tipp: Wenn Sie hier das Gefühl haben, steif wie ein Brett zu sein, ist das normal. Sie müssen nicht mit dem Kopf zwischen die Knie kommen oder mit den Händen auf den Boden! Es ist eine Übung, die Ihnen mit einer entspannten Einstellung helfen kann, emotionale wie körperliche Blockaden zu lösen.
Hilfsmittel: Yogablock

Variation/Erweiterung

Variation A: Die untere Hand auf einen Yogablock stützen. Stellen sie den Block mittig – etwa in Höhe der Nasenspitze – auf den Boden und stützen Sie die untere Hand darauf ab.

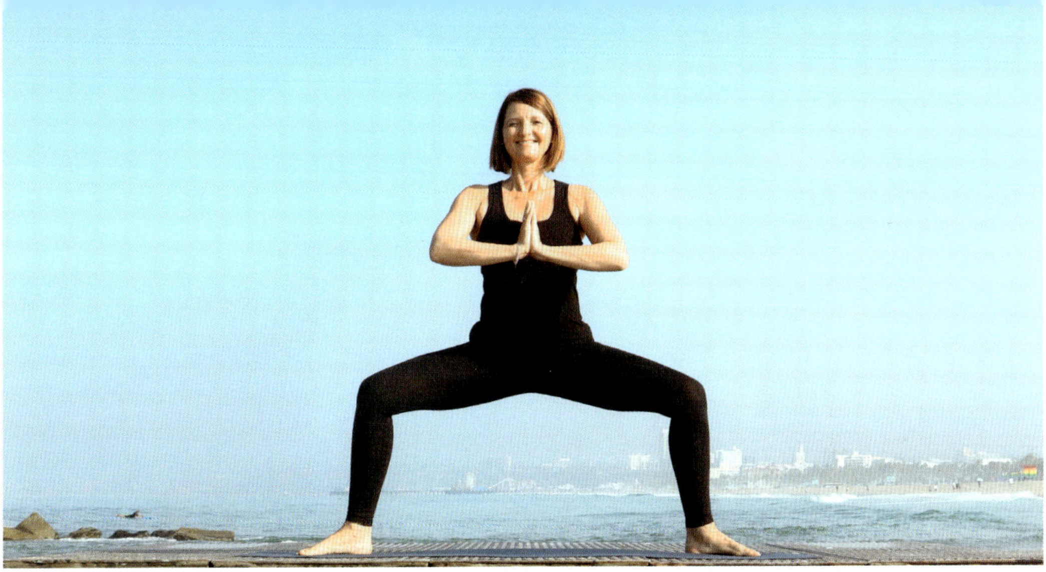

FROSCH IM STEHEN

- Gerade und aufrecht stehen, Schultern entspannt, Brustbein in Richtung Decke heben, um den Rücken aufzurichten.
- Füße nun weit auseinanderstellen in eine Grätsche. Tief und ruhig atmen.
- Beckenboden aktivieren, insbesondere Unterbauch in Richtung Wirbelsäule ziehen.
- Mit der Ausatmung die Knie beugen, bis die Oberschenkel parallel zum Boden sind. Gefühlt mittig nach hinten »absetzen«. Knie nach außen drücken. Bauchspannung halten.
- 5 bis 8 Atemzüge halten. Lösen und zum Ausgleich in die Vorbeuge gehen.

Positive Effekte: Aktiviert alle Beckenbodenschichten und trainiert die Oberschenkel- und Gesäßmuskulatur. Diese Übung gibt zudem Kraft und Energie.

Tipp: Stellen Sie sich bei der Übung zusätzlich vor, wie die Energie nach oben aufsteigt.

A

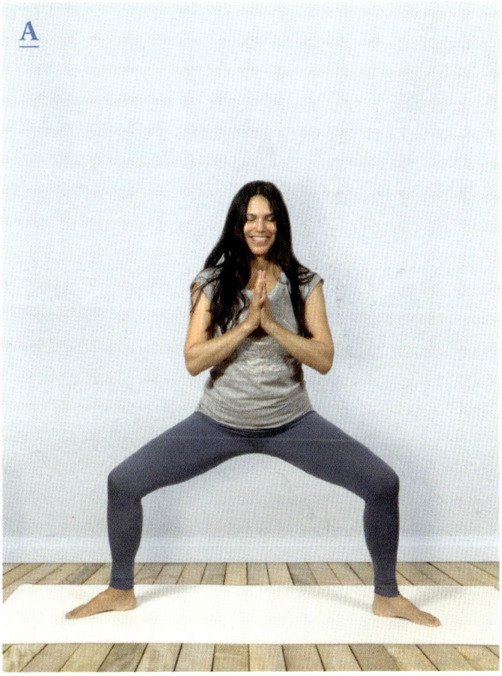

Variation/Erweiterung

Variation A: Beine weniger beugen

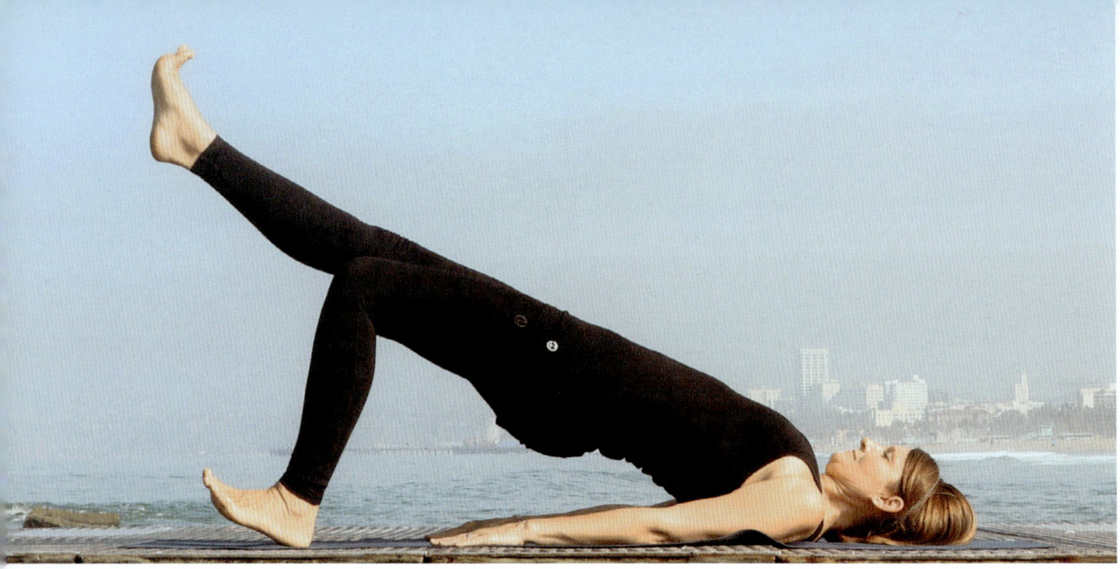

HÜFTHEBEN

- In die Rückenlage begeben, die Füße hüftbreit und nah am Gesäß aufstellen. Tief und ruhig atmen.
- Ggf. einen Yogablock zwischen den Knien platzieren und fest zusammenpressen.
- Beckenboden aktivieren, insbesondere Unterbauch in Richtung Wirbelsäule ziehen.
- Arme seitlich neben dem Körper in den Boden drücken.
- Füße drücken in den Boden, das Becken anheben. Knie, Hüfte und Schultern sind dabei auf einer Linie.
- Gewicht auf die linke Ferse verlagern, linke Zehen anheben, rechtes Bein nach vorne ausstrecken, die Knie befinden sich nebeneinander.
- 5 bis 8 Atemzüge halten. Seitenwechsel.

Positive Effekte: Hier wird die Oberschenkelrückseite gestärkt, die Innenseite der Oberschenkmuskulatur sowie die Gesäß- und Rückenmuskulatur vor allem im Lendenwirbelbereich werden mit einbezogen.

Hilfsmittel: Yogablock

Variation/Erweiterung

Variation A: Beide Beine bleiben auf dem Boden

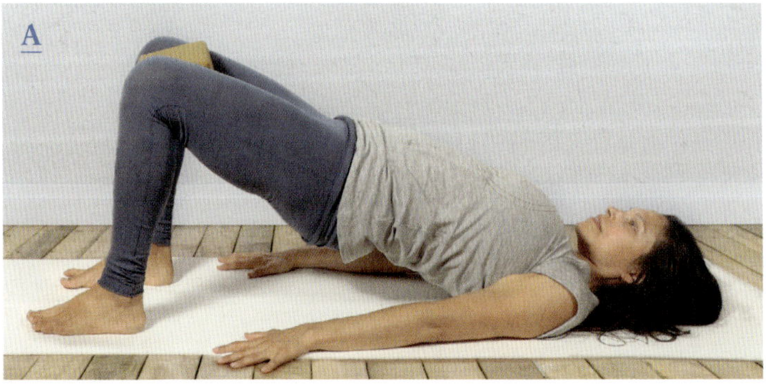

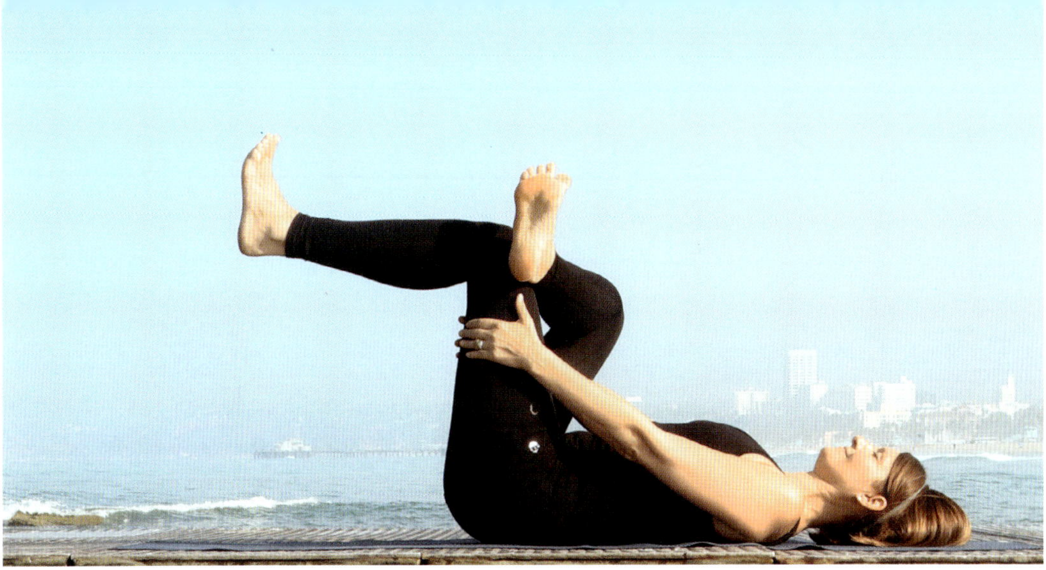

NADELÖHR

- In der Rückenlage beide Füße nah am Gesäß aufstellen. Tief und ruhig atmen.
- Rechten Knöchel nah am gebeugten linken Knie auf den Oberschenkel legen.
- Beide Hände umfassen den linken Oberschenkel und ziehen diesen in Richtung Oberkörper heran. Kopf und Steißbein bleiben auf dem Boden.
- Beckenboden anspannen, Unterbauch in Richtung Wirbelsäule ziehen.
- Das linke Knie etwas mehr an den Körper heranziehen und gleichzeitig das rechte Knie etwas weiter nach vorne schieben.
- 5 bis 8 Atemzüge halten. Seitenwechsel.

Positive Effekte: Diese Übung dehnt vor allem die tiefe Gesäßmuskulatur, insbesondere den Musculus piriformis. Dieser neigt dazu, sich zu verspannen. Ist er verspannt, drückt er auf den unter ihm entlanglaufenden Ischiasnerv und kann für Schmerzen oder Kribbeln in den Beinen verantwortlich sein. Darüber hinaus verhindert diese verkürzte Muskulatur auch tiefe Vorbeugen, da sich das Becken nicht genügend nach vorne kippen lässt.

Tipp: Der Schwan (S. 120) eignet sich ebenso wie das Nadelöhr wunderbar für die Dehnung des Musculus piriformis.

Variation/Erweiterung

Variation A: Linkes Bein mit der Hand zum Körper heranziehen, rechtes Bein angewinkelt auf dem Boden lassen. Dann Seitenwechsel.

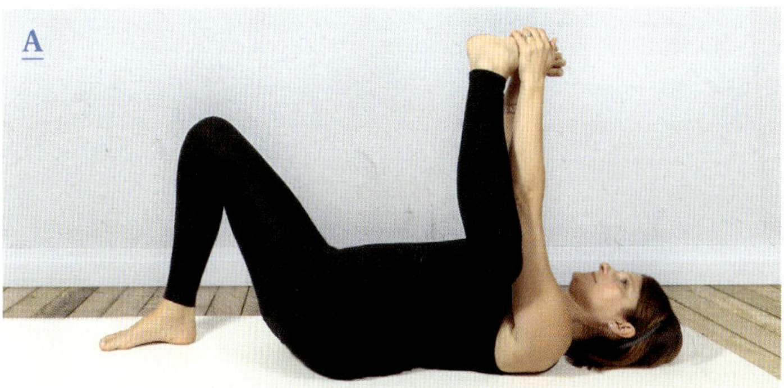

ÜBUNGSREIHE 9: MENTALE STABILITÄT

Zeitaufwand:
ca. 10 Minuten

Positive Effekte: Fördert geistige Klarheit, innere Ruhe und mentale Stärke

Soham ist ein Mantra in der alten indischen Sprache Sanskrit. Es bedeutet »Das bin ich« oder »Ich bin das«. Das Rezitieren dieses Mantras, also das stetige Wiederholen im Geiste oder auch gesprochen, soll geistige Klarheit, Ich-Bewusstsein und mentale Stärke fördern. Die Spreu kann vom Weizen getrennt werden und man kriegt wieder einen klareren Blick für die wirklich wichtigen Dinge in seinem Leben. In dieser Übungsreihe verbinden wir dieses mächtige Mantra mit Körperstellungen, die die Wirkung des Mantras noch einmal aufnehmen und verstärken können. Das Mantra kann dabei jeweils mit der Einatmung und der Ausatmung still im Geiste oder auch laut wiederholt werden, also »Soham« mit der Einatmung, »Soham« mit der Ausatmung. Wenn Sie einen längeren Atemzug nehmen, können Sie das »So« auch mit der Einatmung und das »Ham« mit der Ausatmung rezitieren.

Dabei sollte sich die Länge des Mantras immer der Atmung anpassen, nicht umgekehrt. Atmen Sie beispielsweise 3 Sekunden lang ein, dehnen Sie das »o« oder »a« in Soham etwas aus. Fühlen sich bei Ihnen 2 Sekunden Ein- und Ausatmung gut an, fallen die Silben entsprechend etwas kürzer aus.

BERG MIT MANTRA SOHAM

- Gerade und aufrecht stehen, Schultern entspannt, Brustbein in Richtung Decke heben, um den Rücken aufzurichten. Knie leicht beugen. Tief und ruhig atmen.
- Mit dem ersten Soham einatmen und die Arme gestreckt nach vorne oben heben.
- Mit dem nächsten Soham ausatmen und die Arme wieder senken.
- Beliebig oft wiederholen und immer wieder zwischen den weiteren Übungen einbauen.

Positive Effekte: Aktiviert alle Beckenbodenschichten in der geraden und aufrechten Körperhaltung. Die durch das Mantra freigesetzte Energie kann optimal fließen.

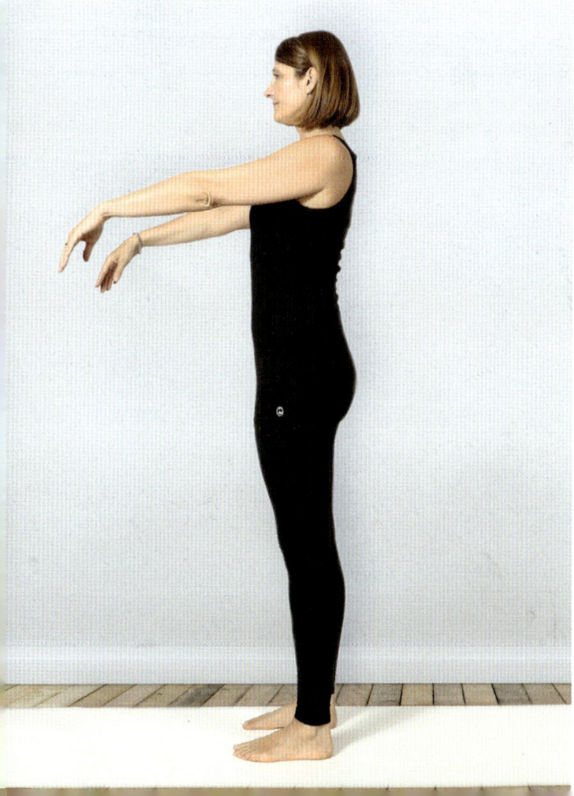

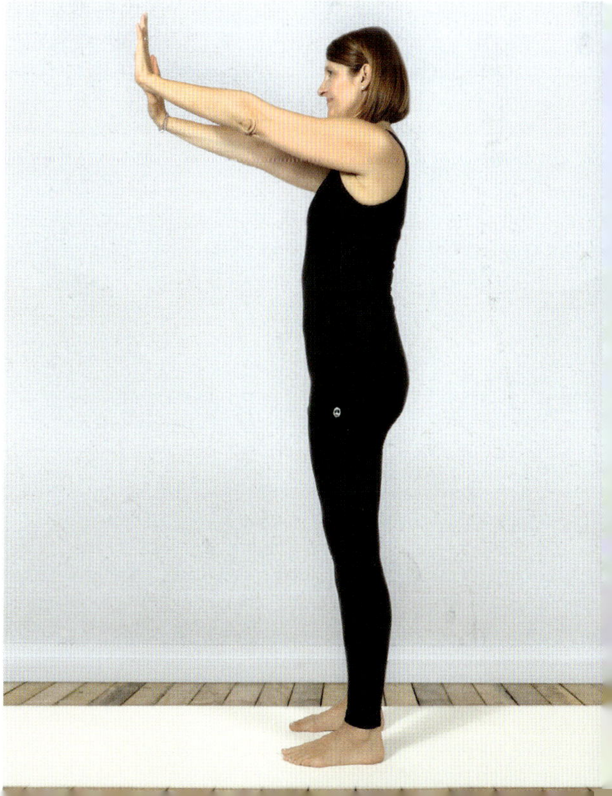

PADANGUSTASANA

- Gerade und aufrecht stehen, Schultern entspannt, Brustbein in Richtung Decke heben, um den Rücken aufzurichten, Beine hüftbreit geöffnet. Tief und ruhig atmen.
- Beckenboden aktivieren, insbesondere den Unterbauch in Richtung Wirbelsäule und das imaginäre Gummiband zwischen Kreuzbein und Schambein nach oben ziehen.
- Einatmen: Oberkörper parallel zum Boden bringen.
- Ausatmen: Oberkörper in die Vorbeuge hinabsinken lassen, die Knie dabei so weit beugen, dass der Oberkörper auf den Oberschenkeln liegen kann. Mit Daumen und Zeigefingern dabei von außen um die großen Zehen greifen.
- Einatmen und den Rücken noch mal in die Länge bringen, indem der Brustkorb sich etwas hebt, das Brustbein zum Mattenanfang schiebt.
- Ausatmen: Noch tiefer in die Vorbeuge sinken und die Ellbogen nach außen ziehen.
- 5 bis 10 Atemzüge halten, dann mit der Einatmung aufrichten.

Positive Effekte: Vorbeugen haben aus energetischer Sicht mit Loslassen und Hingabe zu tun. Hier steht die Vorbeuge also für das Loslassen alter Muster und Emotionen, die uns nicht mehr dienlich sind, und die Hingabe zum Universellen, das uns führt und lenkt und uns neue Perspektiven und Impulse gibt.

Variation/Erweiterung

Variation A: Knie sind noch mehr gebeugt

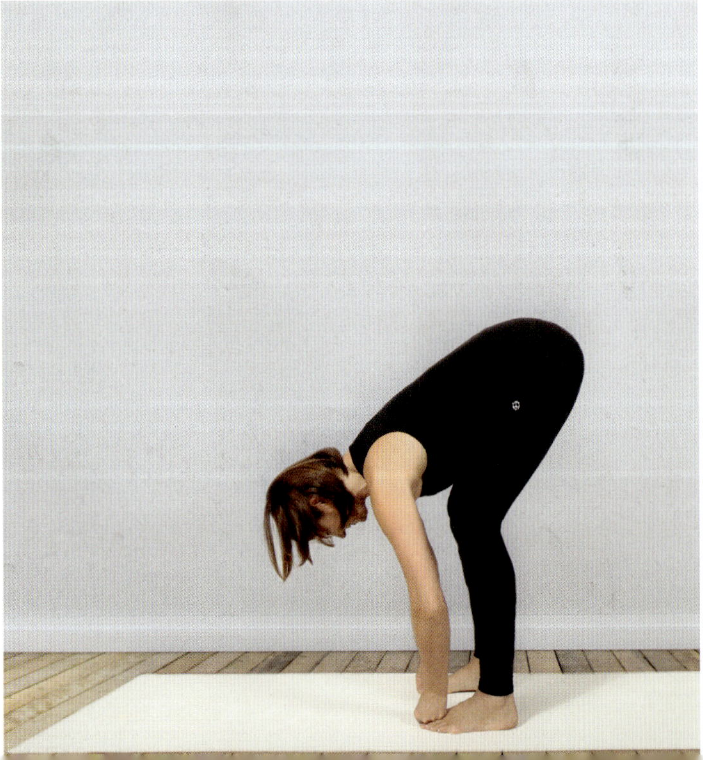

DREIECK

- Gerade und aufrecht stehen, Schultern entspannt, Brustbein in Richtung Decke heben, um den Rücken aufzurichten. Tief und ruhig atmen.
- Linken Fuß mit einem großen Ausfallschritt nach hinten stellen, Ferse um 90 Grad drehen und auf den Boden abstellen, sodass der Fuß parallel zum hinteren Mattenrand steht.
- Beckenboden aktivieren, insbesondere Unterbauch in Richtung Wirbelsäule und das imaginäre Gummiband zwischen Kreuzbein und Schambein nach oben ziehen.
- Einatmen: Seitlich gestreckte Arme parallel zum Boden heben und die vordere rechte Hand weit nach vorne über den rechten großen Zeh schieben schieben und gleichzeitig die Hüfte weit zurückschieben. Dadurch neigt sich der Oberkörper weit zur rechten Seite.
- Ausatmen: Den Oberkörper weiter nach rechts absenken und mit der Hand in Richtung Boden ziehen. Entweder die Hand auf dem Oberschenkel abstützen oder den Handrücken gegen die Beininnenseite drücken.
- Einatmen: Den linken Arm in Richtung Decke strecken und ihm mit dem Blick folgen. Weite im Brustraum schaffen durch tiefes Ein- und Ausatmen.
- 5 bis 10 Atemzüge tief atmend halten, dann mit der Einatmung aufrichten und Seite wechseln.

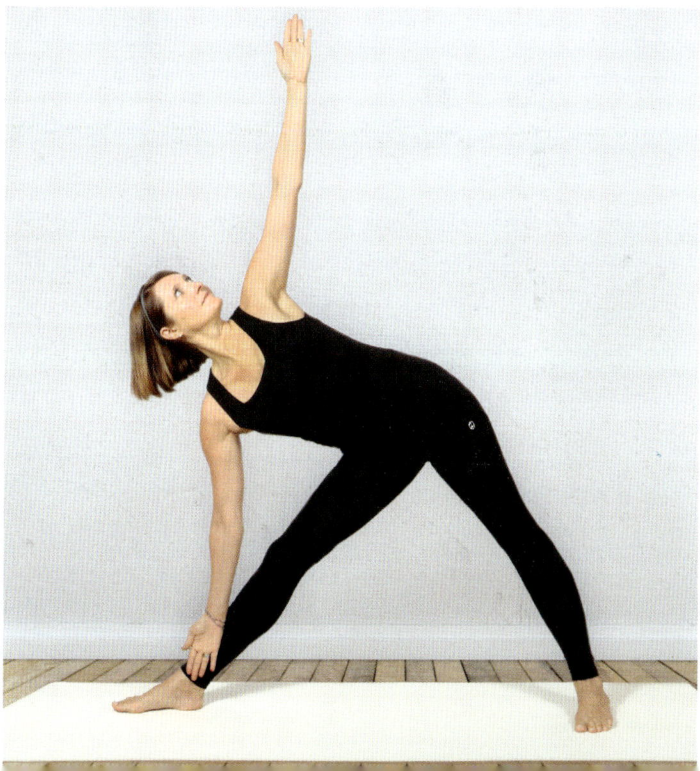

Entweder in der Position »Soham« mit der Einatmung und »Soham« mit der Ausatmung rezitieren oder nach der Position die Berghaltung mit der Rezitation von »Soham« wiederholen.

Positive Effekte: Das Dreieck steht sinnbildlich für die beiden Pole Stabilität und Leichtigkeit, die uns das Leben genießen lassen können. Nur wenn die Basis, die in dieser Asana durch die Beine gebildet wird, stabil ist, können wir die Leichtigkeit und Freiheit im Oberkörper genießen. Je nachdem, welche Qualität Sie für sich in den Vordergrund stellen möchten, können Sie sich auf die Stabilität in den Beinen oder die Leichtigkeit im Oberkörper konzentrieren.

Variation/Erweiterung

Variation A: Handrücken befindet sich auf Höhe des Schienbeins

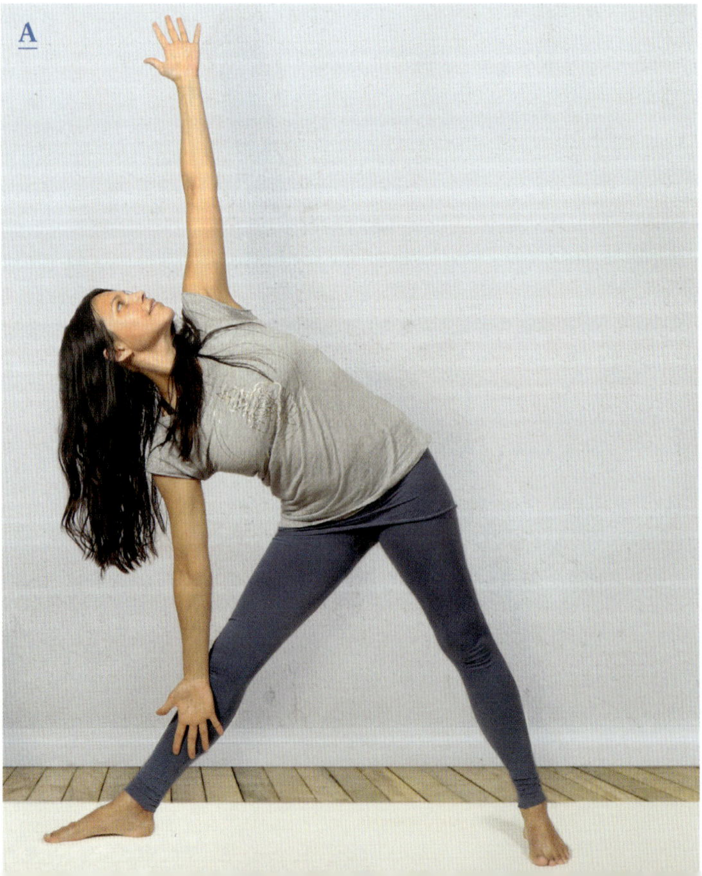

TISCH

- Gerade und aufrecht stehen, Schultern entspannt, Brustbein in Richtung Decke heben, um den Rücken aufzurichten, Füße stehen hüftbreit und parallel. Tief und ruhig atmen.
- Beckenboden aktivieren, insbesondere Unterbauch in Richtung Wirbelsäule und das imaginäre Gummiband zwischen Kreuzbein und Schambein nach oben ziehen.
- Einatmen: Gestreckte Arme auf Schulterhöhe zur Seite ausstrecken.
- Ausatmen: Oberkörper parallel zum Boden nach vorne beugen.
- Die Schulterblätter ziehen zueinander, der Beckenboden bleibt aktiv.
- 5 bis 10 Atemzüge tief atmend halten.

Entweder in der Position »Soham« mit der Einatmung und »Soham« mit der Ausatmung rezitieren oder nach der Position die Berghaltung mit der Rezitation von »Soham« wiederholen.

Positive Effekte: Diese Position bringt viel Energie in den Rücken und betont aus energetischer Perspektive die Stabilität gerade in den Dingen, die für uns nicht klar und offensichtlich sind.

Variation/Erweiterung

Variation A: Hände an der Hüfte halten

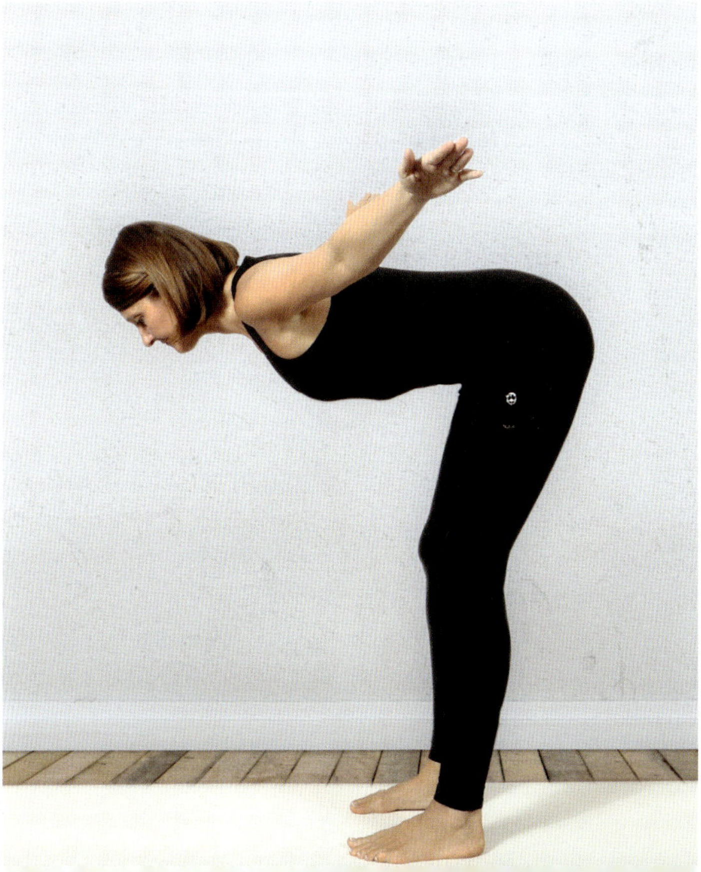

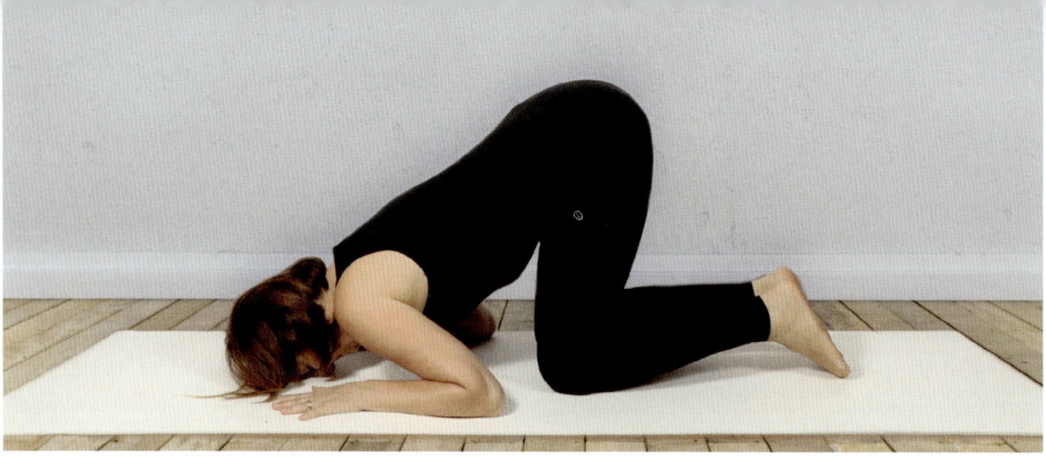

KINDHALTUNG AUF DEN KNIEN

- In den Vierfüßlerstand kommen, Hände stehen unter den Schultern, Knie unter der Hüfte. Tief und ruhig atmen.
- Beckenboden aktivieren, insbesondere Unterbauch in Richtung Wirbelsäule und das Gummiband zwischen Kreuzbein und Schambein nach oben ziehen.
- Ausatmen: Stirn am Boden ablegen. Gesäß bleibt über den Knien. Konzentration auf den Punkt zwischen den Augenbrauen, gerne die Augen schließen und hinter den geschlossenen Augen zum Punkt zwischen den Augenbrauen schauen.
- 5 bis 10 Atemzüge tief atmend halten.

Positive Effekte: Diese Übung aktiviert das Stirnchakra. Es steht für geistige Klarheit, Entscheidungsfähigkeit und mentale Stärke.

Atmung: Tiefe gleichmäßige Atemzüge in der Position »Soham« mit der Einatmung und »Soham« mit der Ausatmung rezitieren. 5 bis 10 Atemzüge in der Position bleiben, mit einer Einatmung wieder aufrichten.

Variation/Erweiterung

Variation A: Kindhaltung mit Sitz auf den Fersen und nach vorne gestreckten Armen

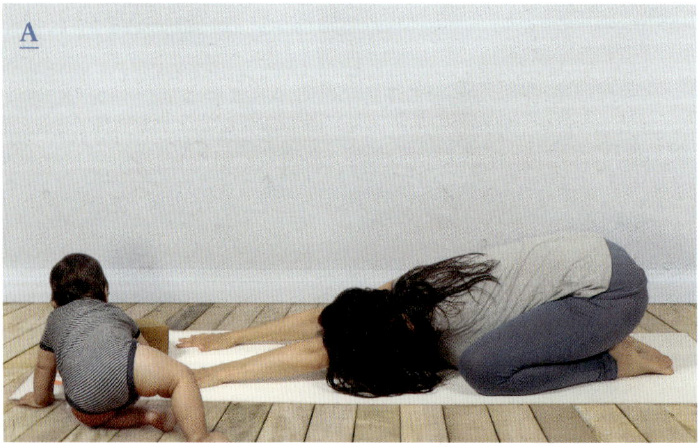

DREHSITZ

- Aus dem Fersensitz heraus auf die rechte Seite setzen. Die Füße bleiben links seitlich neben der Hüfte.
- Linken Fuß aufstellen, in Richtung Brust bewegen und den linken Fuß über das rechte Knie stellen, sodass das linke Knie nach oben zeigt. Die Ferse des rechten Fußes berührt beinahe den linken Sitzhöcker.
- Oberkörper nun nach links drehen in Richtung des aufgestellten Beins und das aufgestellte Knie mit der rechten Hand von außen umfassen. Mit der linken Hand hinter dem Rücken auf dem Boden abstützen.
- Einatmen: Beckenboden aktivieren, insbesondere Unterbauch in Richtung Wirbelsäule und das imaginäre Gummiband zwischen Kreuzbein und Schambein nach oben ziehen – Wirbelsäule dabei aufrichten.
- Ausatmen: Oberkörper noch etwas mehr drehen und über die linke Schulter nach hinten blicken.
- 5 bis 10 Atemzüge tief atmend halten – dann Seitenwechsel. Tiefe gleichmäßige Atemzüge in der Position: »Soham« mit der Einatmung, »Soham« mit der Ausatmung rezitieren. 5 bis 10 Atemzüge in der Position bleiben, mit einer Einatmung wieder zur Mitte kommen.

Positive Effekte: Rotationen berühren unser Herzchakra, also das Energiezentrum, das Liebe, Mitgefühl und Dankbarkeit kultiviert.

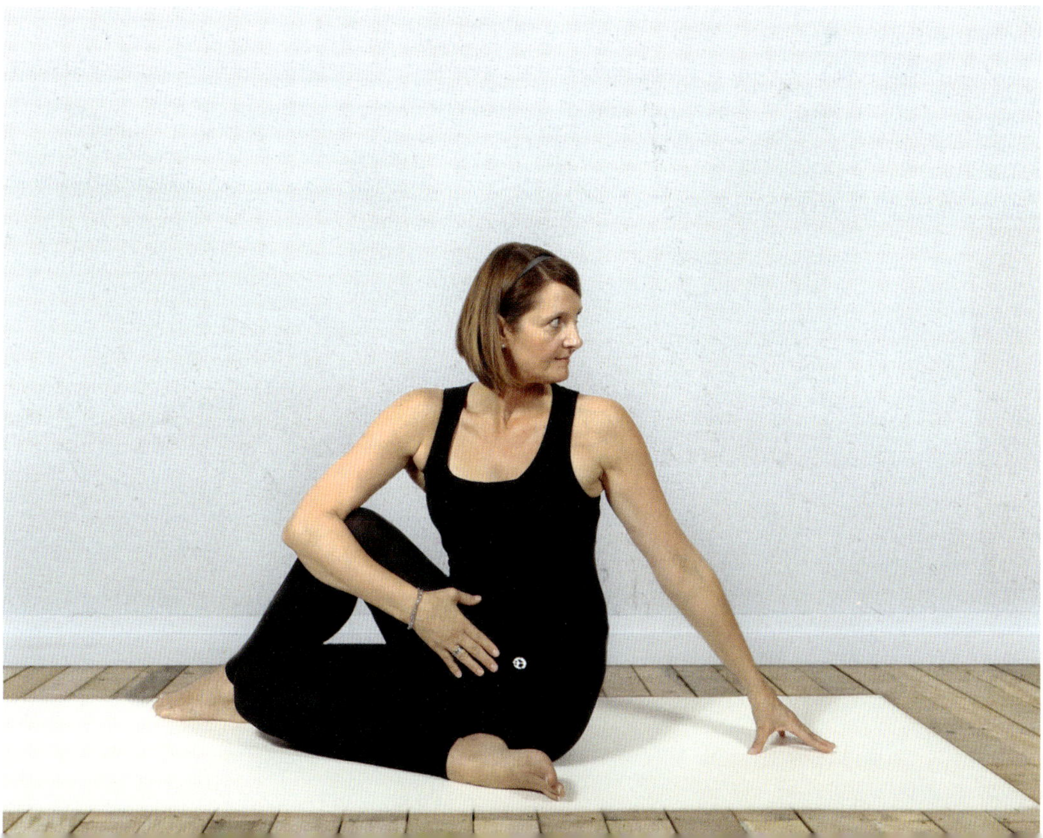

ÜBUNGSREIHE 10: RUNTERKOMMEN UND ABSCHLUSS

Zeitaufwand:
ca. 5 bis 10 Minuten

***Positive Effekte:** Einleitung der Entspannung, zur Ruhe kommen, energetischer Ausgleich*

Gönnen Sie sich nach jeder der Übungsreihen diesen Abschluss, denn die Übungen sind so zusammengestellt, dass sie Körper und Geist dabei unterstützen, »runterzukommen«. Gerade nach einem vollgepackten Tag kann Ihnen diese Übungsreihe zu mehr Ruhe, Gelassenheit und Entspannung verhelfen.

TIEFE BAUCHATMUNG IM LIEGEN

- In eine bequeme Rückenlage begeben.
- Hände auf den Bauch unterhalb des Bauchnabels legen. Atmung: 3 bis 4 Sekunden einatmen und 3 bis 4 Sekunden ausatmen. Die Bauchdecke hebt und senkt sich.
- 5 bis 10 tiefe Atemzüge so liegenbleiben.

Positive Effekte: Die tiefe Bauchatmung wirkt sehr beruhigend und aktiviert den Parasympathikus. So signalisiert diese Asana dem Körper und dem Geist: »Es ist alles in Ordnung, du kannst dich jetzt entspannen und loslassen!« Gleichzeitig wird der Beckenboden nach unten hin gedehnt, was einen schönen

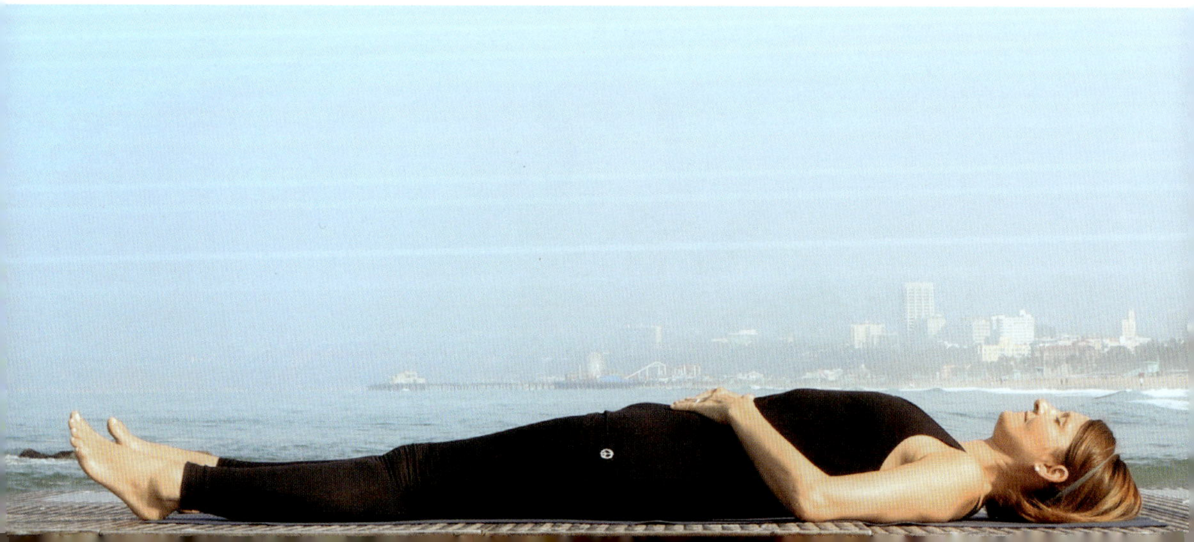

Ausgleich zu den vorherigen Aktivierungen darstellt. Der Beckenboden sollte nämlich nicht nur stark, sondern auch flexibel sein, um im richtigen Augenblick anspannen, aber auch entspannen zu können.

Variation/Erweiterung

Variation A: Füße sind aufgestellt

A

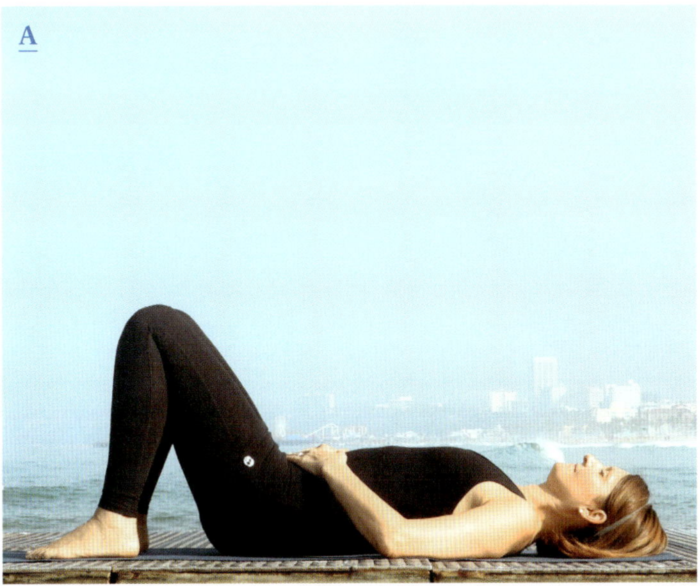

ELLBOGENSTAND

- In eine bequeme Rückenlage begeben. Hände liegen neben der Hüfte. Tief und ruhig atmen.
- Beide Beine senkrecht nach oben ausstrecken.
- Die Hände in die Hüften nehmen und die Hüfte anheben, Hüfte dabei mit den Händen stützen und noch ein bisschen weiter anheben, Ellbogen sind fest in den Boden gestützt. Beine gestreckt leicht diagonal über den Kopf nach hinten strecken.
- 5 bis 10 tiefe Atemzüge in der Haltung bleiben.

Positive Effekte: Die Welt wird quasi auf den Kopf gestellt und wir drehen die Wirkung der Schwerkraft auf den Körper um. Das Blut kann ganz leicht aus den Beinen zum Herz fließen und die Entspannung wird eingeleitet.

Hilfsmittel: Kissen

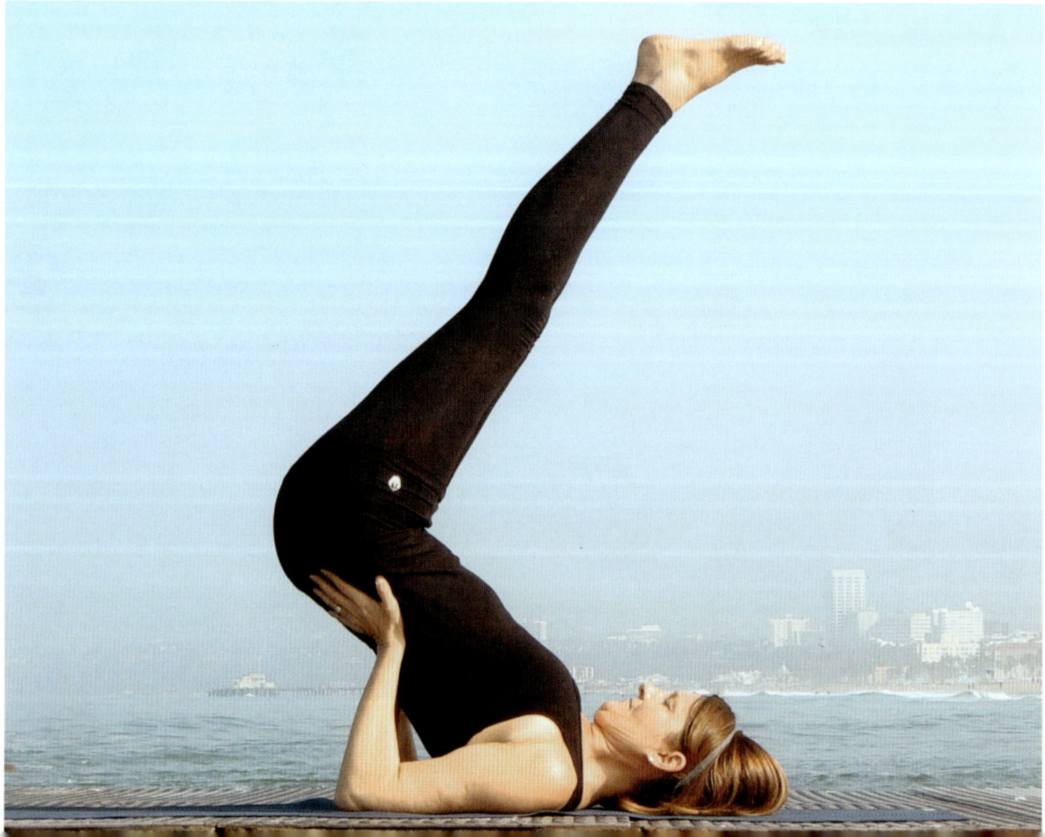

Variationen/Erweiterung

Variation A: Hüfte bleibt auf dem Boden, Arme liegen gestreckt neben dem Körper
Variation B: Kissen bzw. Yogablock unter die Hüfte legen, Arme liegen gestreckt neben dem Körper

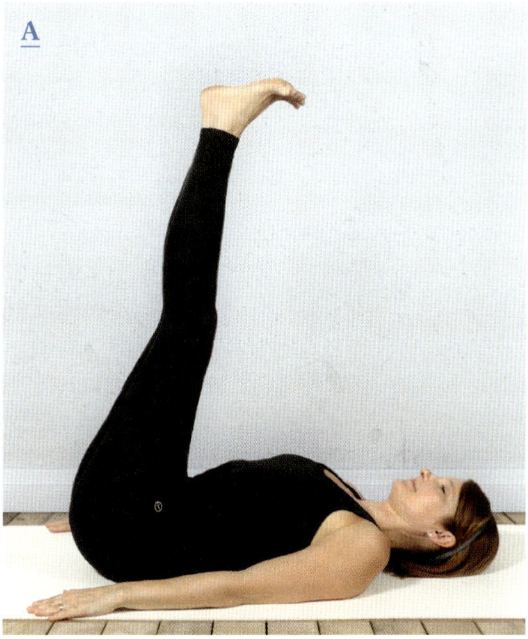

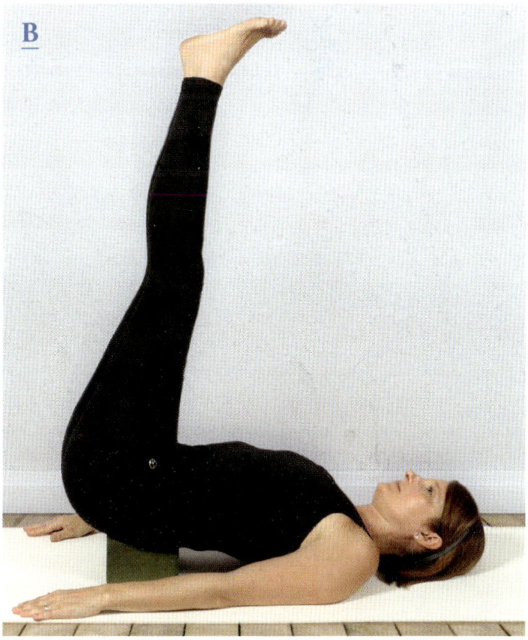

PFLUG

- Aus dem Ellbogenstand kommend beide Beine gestreckt nach hinten über den Kopf sinken lassen. Bitte gleichmäßig weiteratmen.
- Füße können auf den Boden aufstellt werden oder in der Luft bleiben.
- Die Arme nach vorne ausstrecken und Hände in den Boden drücken oder von unten den Rücken stützen.
- Den Kopf in den Boden drücken, sodass die Halswirbelsäulenmuskulatur aktiviert ist und den Hals schützt und stützt.
- Für 5 bis 10 tiefe Atemzüge halten, dann in die Rückenlage abrollen.

Positive Effekte: Diese in sich gekehrte Umkehrhaltung kann für ganz viel Ruhe und Zentrierung sorgen.

Achtung: Gerade bei dieser Übung ist es extrem wichtig, dass Sie Ihre Halswirbelsäule nicht überfordern. Sollten sie ein unangenehmes Gefühl in der Halswirbelsäule oder im Nacken spüren oder gar einen leichten Schwindel, kommen Sie bitte sofort aus der Position heraus und üben eine der Variationen. Wenn Sie ohnehin unter Nackenbeschwerden oder einem instabilen Nacken leiden, sollten Sie auf jeden Fall eine der Varianten üben.

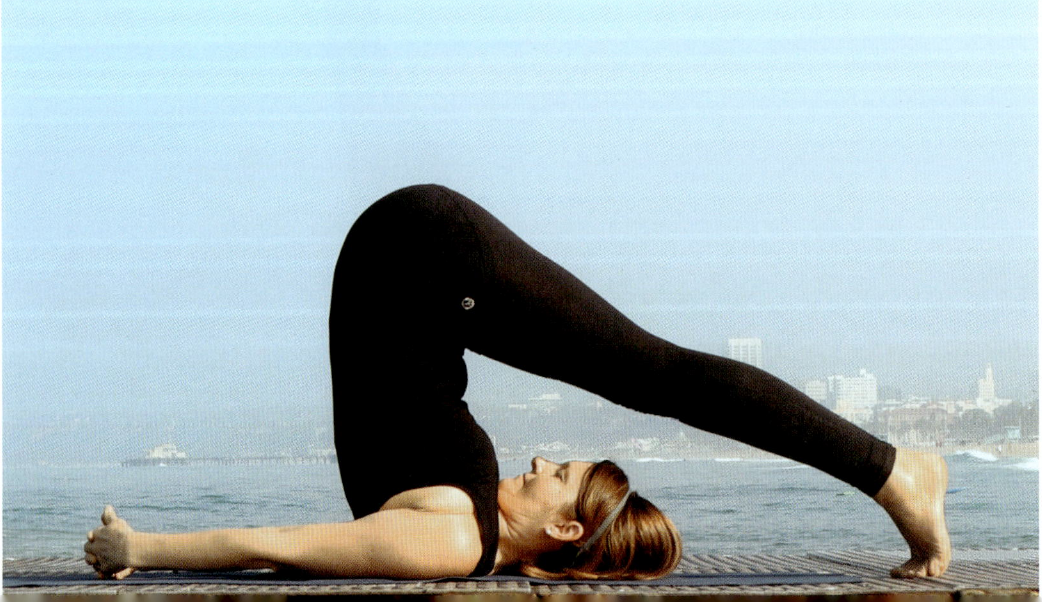

Variationen/Erweiterung

Variation A: Knie aus dem Ellbogenstand zur Stirn senken, hier bleibt das Gewicht auf dem oberen Rücken
Variation B: In Rückenlage die Knie an den Körper ziehen

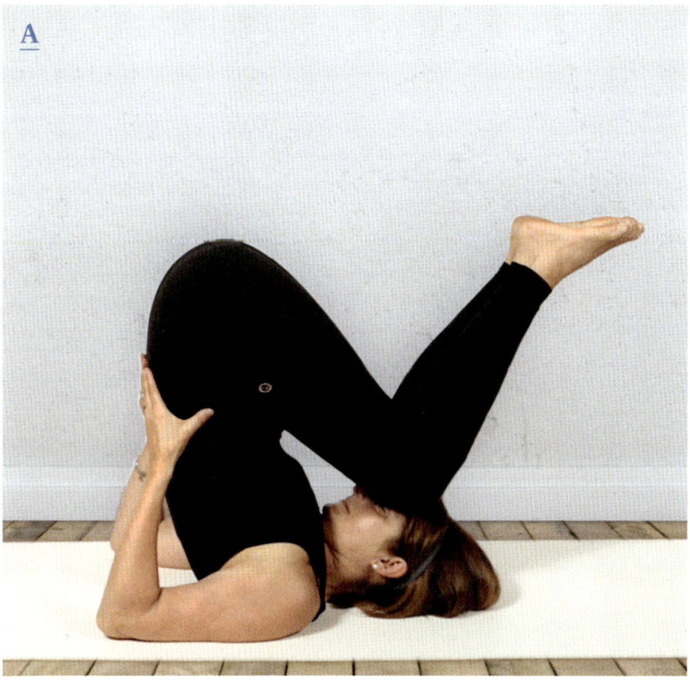

FISCH

- In die Rückenlage kommen, die Füße aufstellen und das Becken etwas anheben. Hände unter die Hüfte schieben und so platzieren, dass die Daumen zueinanderzeigen und die Arme gestreckt sind. Die Ellbogen zeigen dabei zum Boden.
- Beine wieder ausstrecken und Ellbogen fest in den Boden drücken.
- Nun den Oberkörper über den Druck der Ellbogen so weit heben, dass sich das Brustbein nach vorne oben wölbt. Den Kopf in den Nacken nehmen und die Kopfkrone ablegen.
- Mit der Einatmung tief in den Brustraum atmen und die Weite spüren, mit der Ausatmung halten. 5 bis 10 tiefe Atemzüge bleiben.

Positive Effekte: Öffnet das Herz, dehnt so die Zwischenrippen-, Brust- und Schultermuskulatur sowie die vordere Halsmuskulatur und damit viele wichtige Atem(hilfs)muskeln.

Variationen/Erweiterung

Variation A: Block unter den Kopf legen – gut bei Nackenproblemen

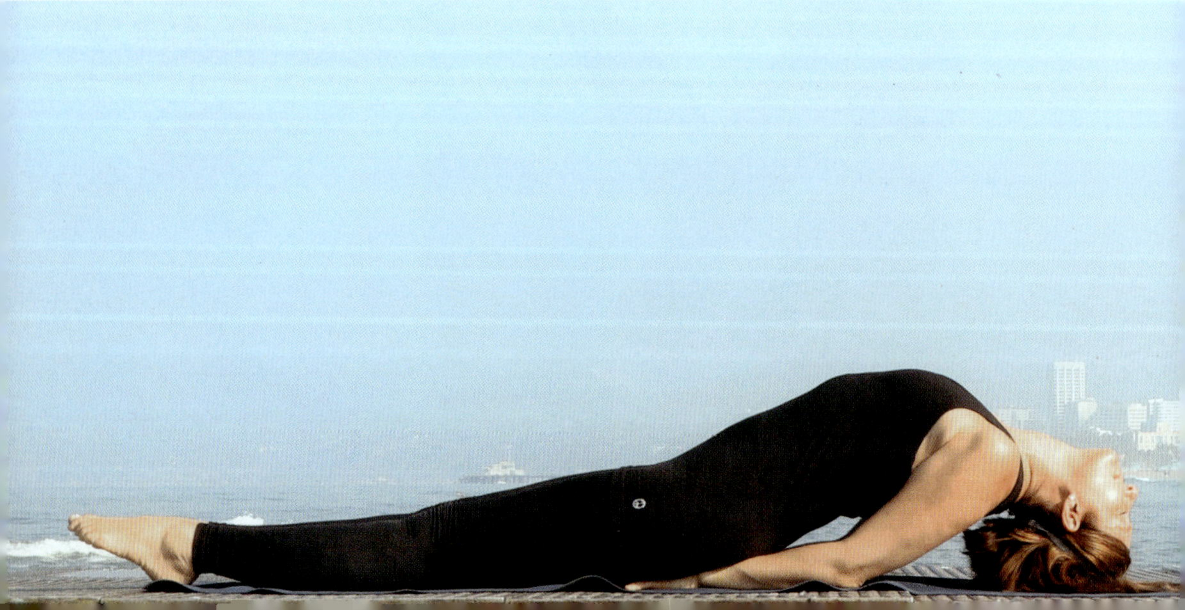

Variation B: Ellbogen seitlich vom Körper abstützen, Oberkörper weiter anheben und Füße dabei aufstellen, Kopf in den Nacken sinken lassen

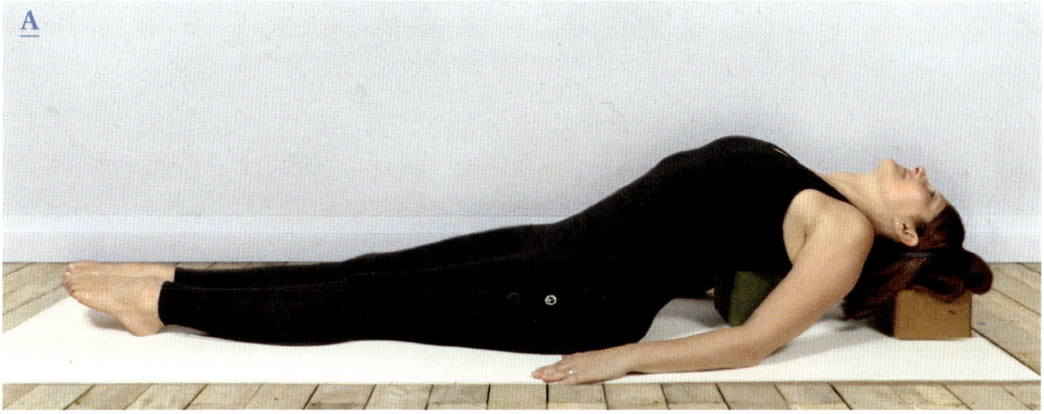

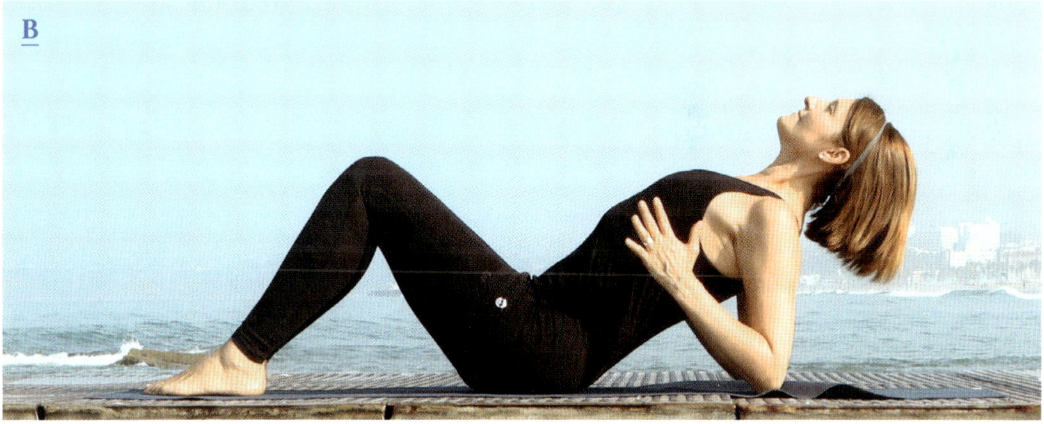

OFFENER SCHNEIDERSITZ

- Auf der Matte in einen Schneidersitz kommen, den Atem bewusst wahrnehmen.
- Die Füße etwas nach vorne schieben und die Unterschenkel so aufeinanderlegen, sodass die Knöchel jeweils unter den Knien liegen.
- Nun den Oberkörper nach vorne beugen, wenn es angenehm ist, ansonsten aufrecht sitzen bleiben.
- Auf die Unterarme stützen und die Füße fassen.
- 5 bis 10 tiefe Atemzüge bleiben.

Positive Effekte: Dehnt die tiefe Gesäßmuskulatur und den unteren Rücken. Der offene Schneidersitz ist eine demütige Haltung, die das Loslassen und das Empfangen in den Vordergrund stellt.

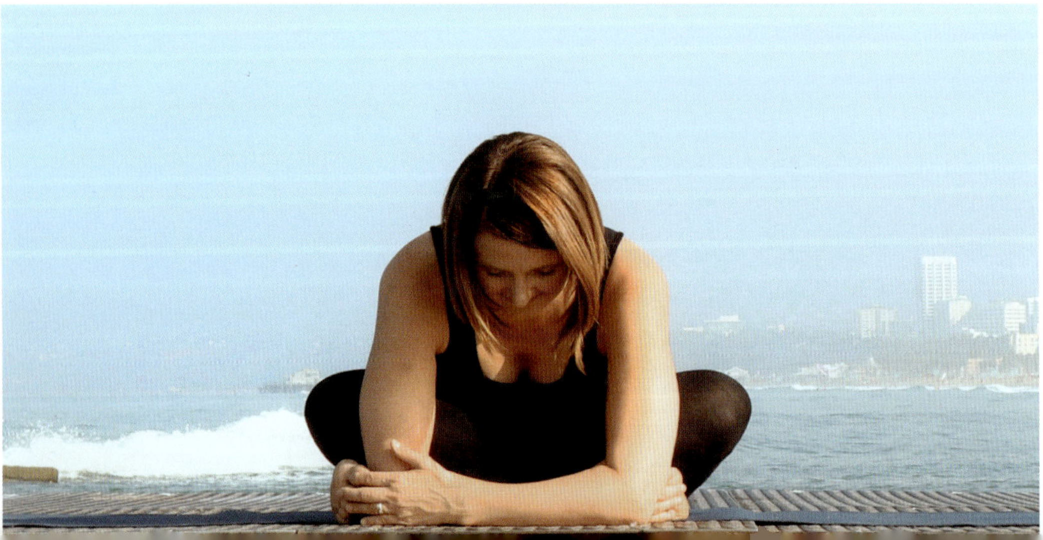

SHAVASANA

- In eine bequeme Rückenlage begeben, die Füße liegen 40 bis 50 Zentimeter breit auseinander. Knie und Füße nach außen sinken lassen. Die Arme liegen etwas vom Körper entfernt. Die Hände liegen mit dem Handrücken auf dem Boden, die Finger sind ganz bequem gebeugt.
- Alle Muskeln entspannen, alle Spannungen an den Boden abgeben. Die Atmung fließt ganz natürlich. Alle Gedanken ziehen lassen.
- Den Atem tief und ruhig ein- und ausströmen lassen, der Auf-und-Ab-Bewegung des Bauchs nachspüren.
- Alle Gedanken und Emotionen loslassen und einfach genießen. Dauer: 3 bis 15 Minuten.

Positive Effekte: Pure Entspannung; Prana kann sich gleichmäßig im Körper ausdehnen.

Tipp: Decken Sie sich zu, wenn Ihnen schnell kalt wird. Wenn Sie sehr müde sind, sollten Sie sich einen Wecker stellen.

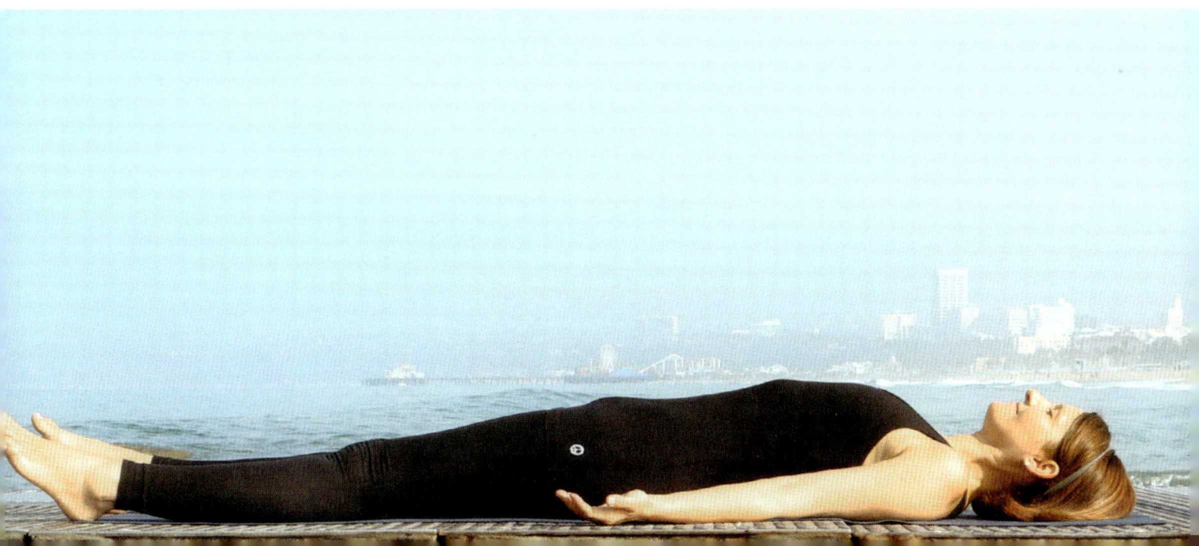

IMPRESSUM

ISBN 978-3-424-15328-6 – 1. Auflage 2018

Hinweis: Das vorliegende Buch ist sorgfältig erarbeitet worden. Dennoch erfolgen alle Angaben ohne Gewähr. Weder der Autor noch der Verlag können für eventuelle Nachteile oder Schäden, die aus den im Buch gegebenen Hinweisen resultieren, eine Haftung übernehmen.

Die Verlagsgruppe Random House weist ausdrücklich darauf hin, dass im Text enthaltene externe Links vom Verlag nur bis zum Zeitpunkt der Buchveröffentlichung eingesehen werden konnten. Auf spätere Veränderungen hat der Verlag keinerlei Einfluss. Eine Haftung des Verlags für externe Links ist stets ausgeschlossen.

MIX
Papier aus verantwortungsvollen Quellen
FSC www.fsc.org FSC® C021956

Verlagsgruppe Random House FSC® N001967

Projektleitung: Nikola Teusianu
Layout: Claudia Scheike
Satz: Knipping Werbung GmbH, Berg bei Starnberg
Korrektorat: Susanne Schneider
Umschlaggestaltung und Konzeption: geviert, Grafik & Typografie unter Verwendung eines Motivs von © shutterstock, NotarYES
Fotografie: Joyce Abrahams, Wiesbaden
Mit Ausnahme von Getty Images: 10 (Westend61); Istockphoto: 13 (IuriiSokolov), 68(laflor); Kammerer Bettina: 56, 57, 65; Photo alto / RF: 45 (Alix Minde); Shutterstock: U1 (NotarYes, Jes2u.photo), 52 (D. Czarnota), 54 (PhotoMediaGroup); Südwest Verlag: 16, 41 (Emely), 49, 50 (Bodo Rickassel)
Schmuckillustration (Ast-Element): iStockphoto (rolandtopor)
Druck & Bindung: Alcione, Lavis – Printed in Italy

DANKSAGUNG

Wir möchten hier Danke sagen, denn ein Buch entsteht nicht einfach so, sondern ist nur mit Unterstützung von vielen Menschen möglich. Danke an unsere Kinder Laureen und Sören: Es ist toll, in euch so großartige Lehrmeister zu haben, die uns immer wieder zeigen, welche Facetten das Leben zu bieten hat. Danke an unsere Eltern: Ihr habt uns zu den Menschen wachsen lassen, die wir heute sind. Danke an unsere Schüler: Nicht nur lernt Ihr von uns, sondern wir auch immer von euch. Ebenso senden wir einen großen Dank an Frau Teusianu vom Irisana Verlag: Ihre Geduld und ihr klares Feedback haben uns sehr beeindruckt.

Voller Dankbarkeit sind wir für unsere Lehrer, die uns auf unserem Weg sehr geprägt haben, insbesondere Bryan Kest und Ramana Maharshi: Danke für die Lehre der Demut und Dankbarkeit.

Vor allem geht unser Dank an Bryan Kest, seine Frau Mellissa und deren Sohn Romeo: Vielen Dank, dass wir die wunderschönen Bilder gemeinsam mit euch in Los Angeles machen und so viel Zeit mit euch verbringen durften. Ihr wart uns eine große Inspiration. Ein herzliches Danke an Joyce Abrahams, die uns mit Ihrer Kamera gefolgt ist und die tollen Bilder gemacht hat.

Ein großes Danke geht auch an unsere Freunde des nachhaltigen Yogalabels OGNX, www.ognx.com: Danke für die wunderschöne Ausstattung.